铁路职工健康读本

《铁路职工健康读本》编委会

中国铁道出版社
CHINA RAILWAY PUBLISHING HOUSE

序

健康是什么，健康是人类古老而又时尚的永恒主题。

那么，怎样才算健康，怎样才能健康呢？世界卫生组织对人体健康下了一个科学而又完整的定义：“人体健康不仅是没有疾病或不虚弱，而是身体的、精神的健康和社会适应的完美状态。”长期以来，许多人把健康单纯理解为“无病、无伤、无残”这一肌体的表面状况，这着实是对人体健康与否的一种片面的认知。其实，人体是一个结构非常复杂、非常精细而又完美的有机体，一方面它承载着生理和心理间的相互协调统一，另一方面它还承载着自然环境和社会环境间的相互协调统一，由此形成身体、心理和环境的三足鼎立之势，支撑着我们每一个人的健康。

健康是一个人的宝贵财富，也是一个家庭、一个企业、一个民族乃至一个国家的宝贵财富。提高全民族文明素质，人人享有基本生活保障，人人享有基本医疗服务，这不仅是全民健康所要追求的目标，更是实现全面建成小康社会的奋斗目标。

一个人的健康是遗传、环境、医疗技术、生活方式和行为习惯等许多因素相互作用的结果。在这诸多因素中，生活方式和行为习惯对一个人的健康起着相当重要的作用。在我们周围常常看到：有些职工凭着身强体壮，胡吃海喝，过度放纵自己；有些职工视操作规程于不顾，抛弃自我防护；有些职工工作之余，沉迷于牌桌、游戏桌前；有些职工整天情绪低迷，凡事斤斤计较，等等，这些都是对自身健康的无谓损耗。

其实，开启健康之门的钥匙就掌握在我们每一位职工的手中。在日常的工作、生活、学习中，如果我们都能保持良好心态、坚持锻炼、规律生活、平衡营养、不吸烟、不酗酒、家庭和睦、自尊自重、自我防护、安全生产，相信，我们的健康之路一定会越走越宽。

我们深知，拥有健康的身心，是和谐铁路建设之本，是促进铁路又好又快发展之基。伴随着高铁时代的到来，如何让身负重任的铁路职工拥有健康的身体和快乐的生活，这不仅是我们对生命的尊重，更是我们所肩负的历史责任。

为了更好地为广大铁路职工服务，更好地呵护我们每一位铁路职工的健康，铁道部劳卫司组织编写了《铁路职工健康读本》，旨在引导和增强铁路职工掌握基本健康知识，选择健康的生活方式，赢得事业和健康的双丰收。

这本册子结合铁路行业特点，力求通俗、易懂，注重科普性、实用性和指导性。我们期望这本册子，能给广大铁路职工带来健康的福音，并成为我们健康的良师益友。

让我们大家在和谐之旅的征程上，共同开好“健康”这趟专列。衷心祝愿我们广大的铁路职工健康快乐！

《铁路职工健康读本》编委会

目录

Contents

第一部分 健康常识

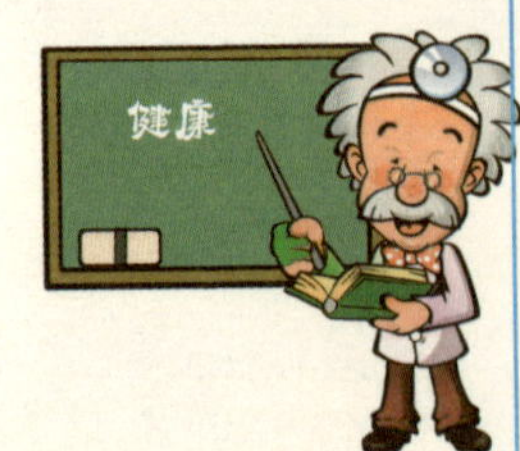

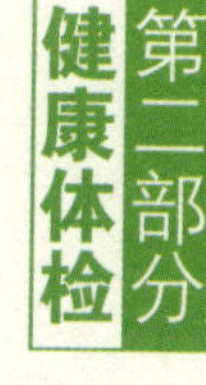

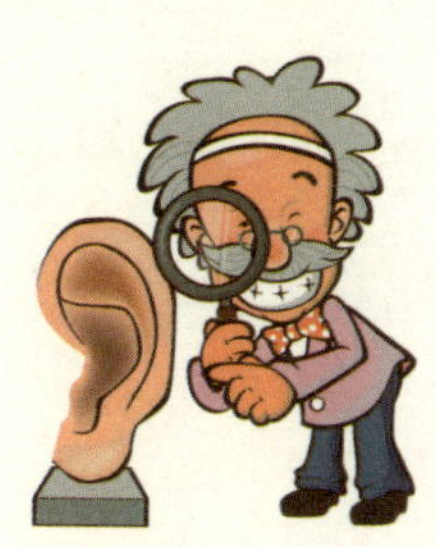

第三部分 职业防护

第四部分 应急处理

第五部分 用药知识

第六部分 饮食宜忌

第七部分 健康实例

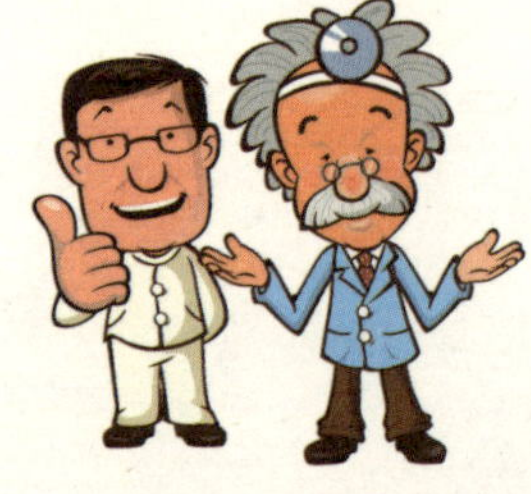

第八部分 自我测试

第一部分

[健康常识]

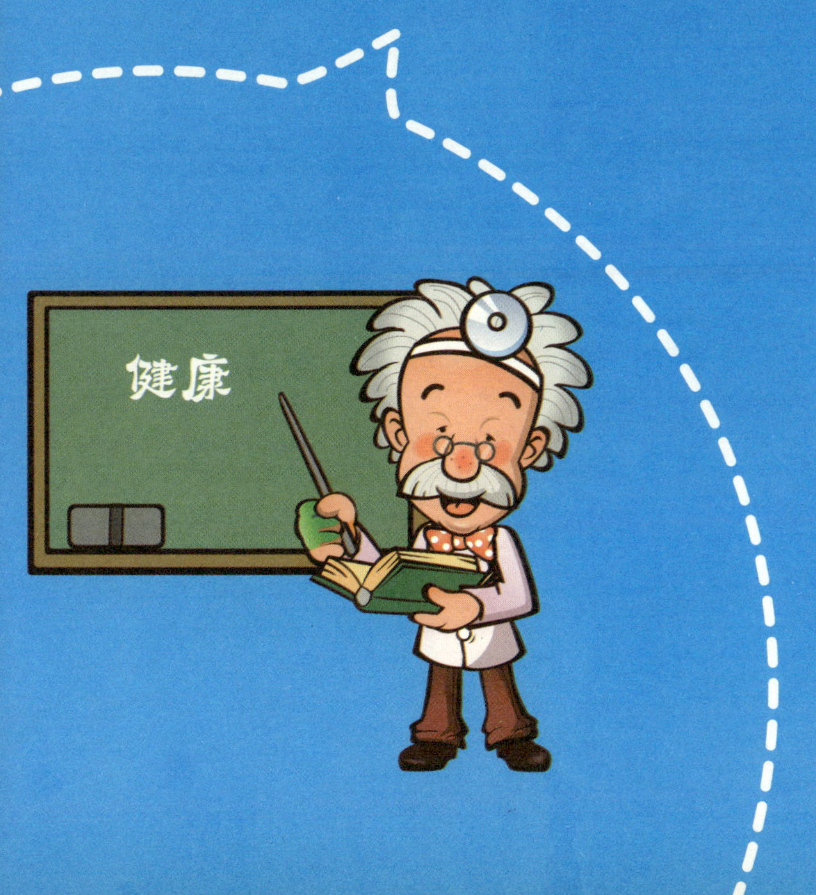

健康的定义

1984年世界卫生组织在其《宪章》中首次明确了什么是健康：健康不仅仅是没有疾病和虚弱状态，而是身体上、心理上和社会适应能力上三方面的完美状态。人们对健康概念理解的变化，引导现代医学从以前只关心病人身体疾病的生物医学模式转向生物—心理—社会医学模式，不但关注躯体疾病，更关注心理疾病以及造成身心疾病的社会环境。

1990年世界卫生组织又在健康的定义中加入了道德健康的含义。所谓道德健康就是指能够以不损害他人权益来满足自己的需要，能够按照社会认可的道德行为规范约束自己及支配自己的思维和行为，具有辨别真伪、是非、善恶、荣辱等观念的能力。

2000年，世界卫生组织在健康的定义中又加入了生殖健康的含义：一个人只有躯体健康、心理健康、具有良好的社会适应能力、道德健康和生殖健康等五方面都具备才称得上是健康。

什么是亚健康，亚健康常见症状有哪些

亚健康是指人的机体虽然没有明显疾病，但呈现一多三少的表现，即疲劳多、活力减退、反应能力减退、适应力减退的一种生理状态。虽然没有疾病，但有种种不适的症状，说明是介于健康与疾病之间的一种生理功能低下的状态，也称为“机体第二种状态”和“灰色状态”，俗称为亚健康状态。对于处于亚健康状态下的人，定期体检尤为重要。有关资料显示，我国城市人口中约有15%的人是健康人，

健康小贴士

中午睡觉好，犹如捡个宝

健康小贴士

千保健，万保健，心态平和是关键

15%的人非健康，70%的人呈亚健康状态。

亚健康状态目前尚无明确统一的定义，但大体上趋于一致的认识是：介于健康与疾病之间的一种游离的状态，即不是某种确定的疾病，各种仪器或理化检查也无明显阳性结果，无器质性病变，但有功能性改变。它与脑疲劳有密切关系，有人称为“疲劳综合征”。通俗点说，就是在医院检查不出毛病，又自我感觉身体不舒服的情况。

“亚健康状态”是一种动态的变化状态，有可能发展成为第二状态，即疾病，也可通过治疗恢复到第一状态，即健康。“亚健康状态”处理得当，则身体可向健康转化；反之，则患病。因此，对亚健康状态的研究，是21世纪生命科学研究的重要组成部分。

亚健康临床症状表现较宽泛，脏器功能可异常，不适症状具体表现如下。

1．神经系统症状：经常头痛，记忆力差，全身无力，容易疲劳。

2．心血管症状：上楼或稍走动多些就感到心慌、气短、胸闷、憋气。

3．消化系统症状：见到饭菜没有食欲，虽觉得饿但不想吃。

4．骨关节症状：经常感到腰酸背痛，活动脖子时“咔咔”作响。

5．泌尿生殖系统症状：性功能低下，没有性要求，尿频、尿急。

6．精神心理症状：莫名其妙的心烦意乱，遇小事易生气，易紧张、恐惧，遇事常往坏处想。

7．失眠：入睡困难，早醒，多梦。

如何预防慢性疲劳综合征和“过劳死”

体育锻炼。适当的体育锻炼是增强体质、降低慢性疲劳综合征和“过劳死”发生的有效途径。

正视压力。要树立正确的处世观，把压力看作是生活中不可分割的一部分，时刻做好抗压的心理准备。

均衡营养。每人每天要食用20种及以上的食物，既包括山珍海味、牛奶鸡蛋，也要包括粗粮、杂粮、蔬菜、水果，这样才符合“科学合理均衡营养”的观念。饮食合理，疾病就不易侵入。切忌暴饮暴食、大饥大饱，一定做到定时定量，有针对性，均衡消化，保证营养。

保障睡眠。这是预防慢性疲劳综合征和“过劳死”的基本措施。足够的睡眠有利于供给营养、弥补损耗、储存能量、解除疲劳、恢复体力。

培养兴趣。这是预防慢性疲劳综合征和“过劳死”的根本措施。兴趣爱好广泛会使人受益无穷，不但能增加活力和情趣，还能使人的生活更加充实、生机勃勃。

平和心态。合理安排自己的工作、学习和生活，既不过分奢求，也不停滞不前，以积极的态度面对一切，快乐过好每一天。

热爱友好。热爱生活，友好地对待身边的每一个人。

健康生活。戒烟、限酒，改变不良的生活习惯。

定期检查。随时注意检查自己的身体，发现身体不适，不能等

健康小贴士

通则不病，病则不畅
通则寿，畅则康
通畅寿而康，不通不畅不健康

待其自行消失，而是立即就医。应保证1年内有1～2次全面体检，做到早发现、早诊断、早治疗。

如何避免或减轻高原反应的发生

高原与平原的环境明显不同，具有低氧压、缺氧、高辐射及高寒等特点，会让一些初入高原的人出现或轻或重的高原反应。主要包括头痛、胸闷、气短、心悸、恶心呕吐、口唇紫绀、失眠、多梦等。

避免或减轻高原反应的最好方法是以良好的心态面对它。建议初到高原地区的人不可疾速行走和跑步，不可暴饮暴食，不要饮酒和吸烟，多食蔬菜和水果等食物，适量饮水，注意保暖，少洗澡等，一般高原反应症状会逐渐减轻或消失。

健康小贴士

常开窗，透阳光
通空气，保健康

如何避免空调综合征的发生

适度。室温应恒定在25℃～27℃，室内外温差不应超过7℃。

通风。最好在开机1～3小时后关机换气1次，多利用自然风降低室内温度。严禁在有空调的环境里吸烟。

防菌。有空调的房间应保持清洁卫生，每半月清洗一次空调过滤网；适当摆放芦荟、吊兰、菊花等绿色植物，可以消灭室内空气里的甲醛等有害物质。

锻炼。在空调环境里工作45分钟左右，要出门活动一下，呼吸

健康小贴士

笑口常开身体健，愁肠百结长寿难

新鲜空气。每天都要到户外适当运动流点汗，多喝水，每天洗个温水澡。

保暖。切忌让通风口的冷风直接吹到身上，适当增加穿脱方便的衣物，膝部可用毛巾覆盖予以保护。

饮茶。平常多喝生姜茶。每次取生姜3～5片，大约5～10克，用沸水沏开即可。晚上饮用最好。

如何减轻颈、肩、腰部疼痛

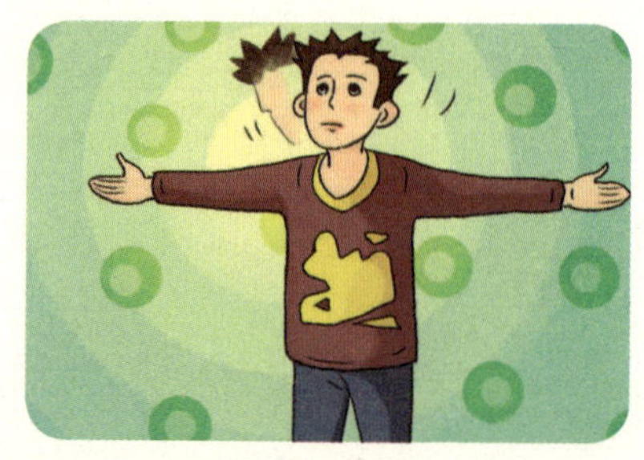

如果颈、肩、腰部疼痛，可采用以下方法缓解症状。

放风筝。

游泳。

头肩转动。

淋浴热敷。

服用维生素B1、维生素C。

提肩缩颈。第一步，自然站立，双目平视，双脚略分开，与肩平行，双手自然下垂；第二步，双肩慢慢提起，颈部尽量往下缩并慢慢吸气，停留并憋气片刻，双肩慢慢放松放下，头颈自然伸出，还原自然；第三步，将双肩用力往下沉，头颈部向上拔伸并慢慢吸气，停留并憋气片刻，双肩放松，自然呼气。

如何预防腰肌劳损、腰椎间盘突出的发生

人的脊椎骨由椎间盘连接，缓冲重力和外力。椎间盘的厚度为8～10毫米。椎间盘受劳损、外力和年龄增长的影响，会出现破裂，脱出、突出的椎间盘压迫神经，造成疼痛、麻木等症状。

腰椎间盘突出的主要症状是腰腿病，作腰椎间盘CT或核磁共振检查可以确诊。

如发生了腰肌劳损、腰椎间盘突出，可以从以下几方面做起。

1．注意防寒保暖，防止受潮受凉，改善阴冷潮湿的生活、工作环境，根据气候的变化，随时增添衣服。

2．在体育运动或搬抬重物前要做好准备活动，同时腰部用力要适当，并可使用宽腰带，防止突然用力使腰部扭伤。

3．纠正不良的工作姿势，经常变换体位，如弯腰过久或伏案过低等。

4．使用硬板床，以保持脊柱的正常生理曲度。

5．加强锻炼，节制饮食，防止身体过于肥胖。经常参加太极拳、五禽戏、健身操等的锻炼，对预防腰肌劳损也有益处。

6．在腰痛发作急性期，提倡适当卧床休息，以防止病情进一步发展。

健康小贴士

早饭要好，午饭要饱，晚饭要少

如何预防中耳气压伤

中耳气压伤是由于气压的快速变化而引起的气压损伤性中耳炎和变压性眩晕，多发生在航空、潜水（气压沉箱建桥）以及深层隧道作

健康小贴士

丰收靠劳动，健康靠运动

业人员。随着列车提速，司乘人员发生中耳气压伤的可能性将大大提高，尤其是值乘高速列车和高原列车以及经常穿越隧道和山区的司乘人员。

中耳气压伤是可以预防的。火车在运行过程中，当耳朵有胀满感或听力稍受影响时，要及时做吞咽口水、鼓腮或张嘴等动作，这些动作可以打开咽鼓管（内耳与外界的通道），使内外气压平衡，不舒服感减轻，甚至消失，还可以很大程度上保护中耳不受损害。此外，捏鼻、打哈欠、嚼糖果（如泡泡糖和口香糖）和喝饮料等方法也不错，但机车乘务员为了保障行车安全，要慎用这些方法。

如何睡更健康

现代社会中人们的睡眠问题已经变得越来越突出，如何拥有更好的睡眠质量是每一个人所关心的问题，要想睡好，可从以下几方面做起。

1. 远离咖啡因、酒精和烟草：建议在就寝前几个小时远离它们。含有咖啡因的饮料，会导致神经的兴奋，进而影响睡眠质量。而饮酒后入睡，随着身体中酒精浓度的下降，睡眠将会受到干扰。

2. 营造良好的睡眠环境：就寝的房间对于睡眠质量起着至关重要的作用。要保证它黑暗、干净并且通风良好，同时要保持室内温度在20℃左右。舒服的环境才能有好的睡眠。

3. 白天不要小憩：在白天的小憩无疑会影响到夜间的睡眠。比起白天的打盹，毫无疑问，夜间的睡眠质量要高出许多。

4. 经常锻炼：对于办公室中的白领来说，身体方面的运动是必不可少的。据调查，那些经常锻炼的人在睡眠质量方面要明显优于那些

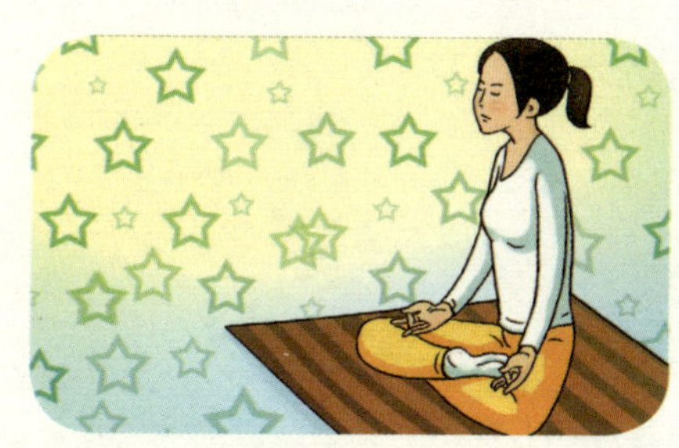

不做锻炼的人，并且更少出现失眠的现象。每天保持30分钟以上的户外活动，以此让你的身体达到兴奋状态，这样晚间才会感到疲劳，从而提高睡眠质量。

5. 按摩、热水浴放松身体：放满热水的浴缸对于身心疲惫的你来说最为合适不过，要知道它同时还会提高你的睡眠质量。另外，按摩的效果也较为显著。按摩和热水浴会驱散精神上的压力，从而起到提高睡眠质量的效果。

6. 喝热牛奶或草药茶：牛奶中含有助眠物质，可以帮助人体更好地放松，如果是热腾腾的牛奶效果就更好了。不过也许并不是每个人都喜欢牛奶的味道，那么他们可以选择草药茶，这些茶专门针对睡眠问题，对放松身心、提高睡眠质量大有帮助。

中医提倡人必须睡子午觉，子时是夜晚11点到次日凌晨1点，午时是白天中午11点到13点，老年人如果能每天中午小睡一会儿，对养生是有一定益处的。

如何预防心脑血管疾病

疾病都是由浅入深，由轻到重的，特别是心脑血管疾病对身体的伤害和影响是相当大的。如果得了心脑血管疾病，不要等，不要怕，更不要讳疾忌医，应该配合医生，积极治疗，越早发现，越早治疗，心脑血管疾病的治愈率和对机体造成的伤害就越小。要坚持服药，不要三天打鱼两天晒网。

合理膳食、适量运动、戒烟限酒。合理膳食是指一日三餐要吃新鲜的食物，争取食物多样化，不要偏食，肉、蔬菜、水果、蛋类、鱼

健康小贴士

要活好，心别小
善制怒，寿无数

类、粮食要搭配合理，口味尽量清淡，每餐吃个七八成饱，尽量不吃熏烤和腌制的食品。最佳的有氧代谢运动为步行，每天步行3公里，30分钟以上，每周运动5次；运动的强度以运动后“心率+年龄=170”左右为宜。这相当于一般人中等强度的运动。运动不必在乎其形式，重要的是量力而行，循序渐进，持之以恒，终生相伴。每日吸烟应限制在5支以内，逐渐减少吸烟量直到彻底戒烟。如果喝酒，每日以不超过15克酒精为宜。

如何预防高血压

高血压病在我国被称为慢性病中的“第一疾病”，发病率逐年提高。患有高血压的职工不仅要按时服药及注意情绪稳定，还要经常到医院进行检查，及时发现其他病变。①要注意定期做心电图检查。②要定期拍正位胸片，观察主动脉有无扩张、延长。③要注意血脂情况。④应定期检查肾功能。⑤要注意查血糖、尿糖，并做糖耐量试验，早期发现糖尿病。⑥注意血钙与尿酸水平，因为有降压作用的利尿药可引起高钙血症和高尿酸血症。

日常生活中还要做到：①控制热能摄入，每餐不要过饱。②适当限制钠盐的摄入量。建议每人每天食盐摄入量以低于5克为宜，同时要少吃腌、熏食品以及酱油、味精等含盐高的食物。③适当限制脂肪和胆固醇的摄入。④可适当吃些鱼和大豆制品，多食含钾、镁、碘和锌高的食物，如各种豆类、虾皮、海带、牡蛎、香蕉、绿叶蔬菜等。

⑤多吃能保护血管和降血压及降血脂的食物：降压的食物有芹菜、胡萝卜、番茄、荸荠、黄瓜、木耳、海带、香蕉等。降血脂的食物有山楂、大蒜、洋葱、海鱼、绿豆等。此外草菇、香菇、平菇、蘑菇、黑木耳、银耳等蕈类食物营养丰富，味道鲜美，对防治高血压病、脑出血、脑血栓都有较好效果。⑥少食所有过咸食物及腌制品，如咸菜、皮蛋、腊肉、咸鱼等。烟、酒、浓茶、咖啡，以及辛辣的刺激性食品。⑦膳食要求宜少量多餐，每天4～5餐为宜，避免过饱。⑧要多参加缓和的体育运动，比如快走、慢跑、登山、打太极拳等。避免长期静坐和剧烈的体育活动。⑨保持心态平和，避免长期的心理压力，学会调整自己的心态。⑩不要突然停用降压药。

如何减少电磁辐射

职工在工作和生活中总会接触到电磁辐射，这些电磁辐射来源于我们平常使用的手机、电脑、微波炉、电吹风、冰箱等等。只要掌握足够的抗辐射知识，我们完全不用为电磁辐射感到恐慌。下面教你几点防辐射小知识。

电器产品最好不要放在卧室。消除灰尘可减少电器产品产生的辐射。尽量缩短每次接触电器产品的时间。电器不使用时，要拔掉电源插头，以减少电磁波。保持电器产品的通风。冬天尽量使用热水袋，少用或不用电热毯。电子小闹钟、MP3、MP4、MP5、手机等微量辐射产品，睡觉时不要放在床头。开启和关闭

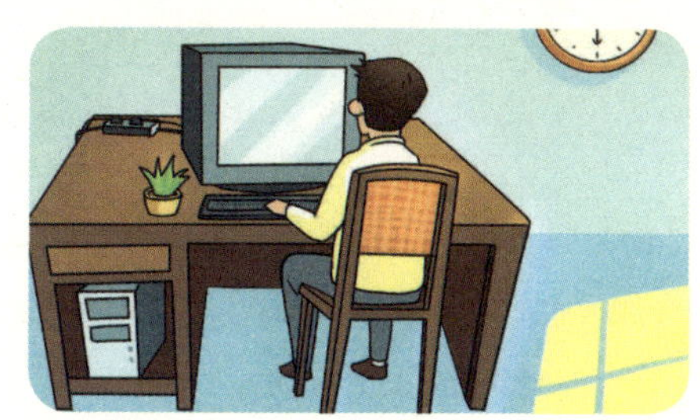

电吹风时，最好离开头皮。使用电吹风时，电吹风要与头皮保持15厘米以上的距离，使用时间不宜超过30分钟。手机充电器、便携式单放机在插电时，要与其保持30厘米以上的距离。微波炉不用时要拔掉电源（微波炉只插电不使用时也会产生辐射），使用时要与其保持50厘米以上的距离。操作电脑时，双眼应处于平视或轻度向下注视显示屏，眼睛距离显示屏至少在30厘米以上，每隔1小时要休息10分钟。安装防护装置可削弱电磁辐射强度。看电视时，最好距离电视3米以上，每次看电视不超过2个小时。看电视要平视，可稍俯视，不要关灯看电视，看完电视要洗脸。多吃胡萝卜、西红柿、海带、瘦肉、动物肝脏等富含维生素A、维生素C和蛋白质的食物，这些食物可加强机体抵抗电磁辐射的能力。

如何使用饮水机

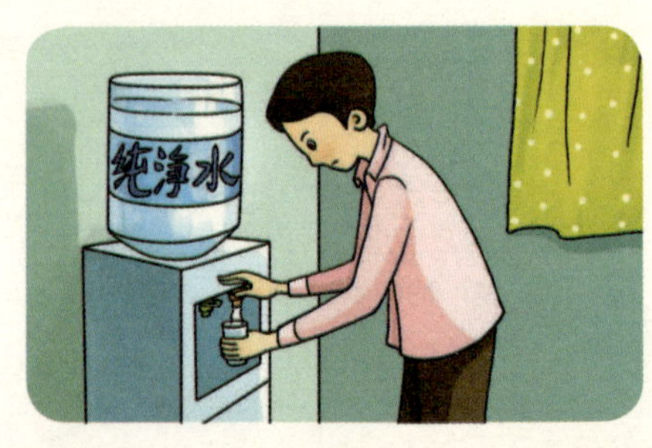

为减少饮水机带来的饮用水“二次污染”，可以使用以下几种方法。

饮水机要放在办公室通风口，距墙10厘米以上。下班后随手关掉饮水机的电源开关。尽量一周内饮完桶装水，已开封的桶装水放置超过15天最好不要再饮用。每季度对饮水机进行一次专业清洗和消毒。

如何使用手机

身边有固定电话的时候，尽量用固定电话而不用手机。使用手机

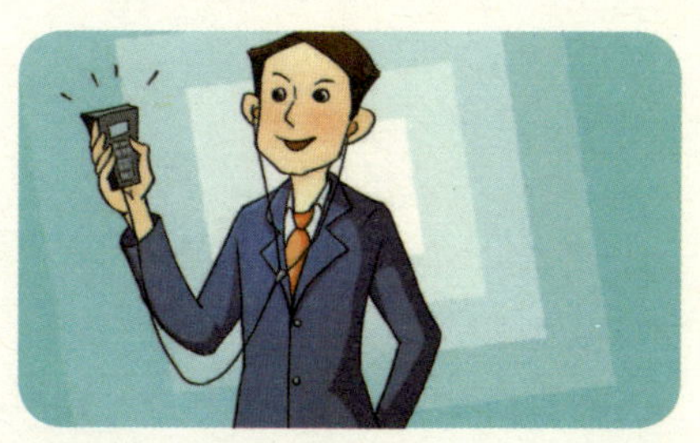

的时候等接通后再放到耳边听，因为手机在通的一刹那辐射最强。尽量减少每次通话的时间，每次通话时间最好控制在3分钟之内，如果一次通话实在需要较长时间，可分为几次交谈，让大脑自我调节，休息一下。左右耳轮流听电话。如果发现头或者耳朵发热发烫就应该立即停止通话，并且用手掌来回按摩，以增加受损害部位血液的流量和流速，使受损害部位组织迅速愈合。频繁使用手机没有其他原因而感到失眠、健忘、头晕等不舒服时，应停止使用手机1～2周。必须长时间通话的时候尽量使用耳机。安全使用手机，最重要的是通话时间不要过长，以每天不超过半个小时为宜；尽量使用免提功能，如耳机等，可有效地降低移动电话对人脑的辐射。

有泪尽情流，疾病自然愈

如何使用冰箱

冰箱只能抑制多数细菌的生长繁殖，而不能杀菌；有些细菌还专门喜欢呆在低温的环境；千万不可把冰箱当成“保险箱”、“消毒箱”；冰箱中存放的熟食制品食用前需重新加热；食品在冰箱中存放时间不宜过长。冰箱内存放食品的方法：①冷冻室内存放常温下容易腐败变质的食物：如生的鸡、鸭、鱼、肉等。②冷藏室内存放熟食制品：如剩菜、剩饭，以及新鲜蔬菜和水果等。③有些食品不宜用冰箱储存：

健康小贴士

食不语，睡不言

如香蕉、荔枝、黄瓜、西红柿、巧克力等。使用冰箱需注意：生、熟食品放入冰箱前，均应包好、盖好；生、熟食品要分开冷藏，不要混放；剩菜、剩饭应放凉后再存入冰箱；冰箱门要关紧，尽量减少开门次数和时间；经常擦洗去污，排除异味。

如何吃更健康

成年人每日的食谱包括四类食物。一类为碳水化合物类的食物：如米、面等五谷，主要供应人体的能量，满足日常活动所需，每日吃约300～500克为宜；二类为蔬菜、水果类：含有丰富的维生素、矿物质和纤维素，能增强人体抵抗力，畅通胃肠，每日最少要吃蔬菜500克，水果100～200克为宜；三类为肉、蛋、奶及豆制品类：包括各种肉类如畜类、禽类、水产类及各种蛋类、奶制品、豆制品等，此类食物含有蛋白质、钙质，能够强健身体，促进人体新陈代谢，增强抵抗力，肉类每日吃约200～300克为宜，奶制品、豆制品吃200～300克为宜；四类为油脂类：包括动、植物油，含有饱和脂肪酸与不饱和脂肪酸，每日摄入量应控制在10～30克以内。

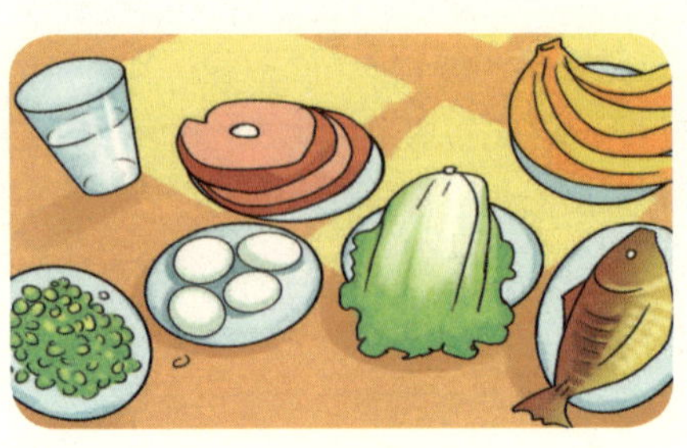

另外，牛奶、豆腐、鱼干、杏仁、虾皮等含有丰富的钙，可以稳定情绪，松弛神经；香蕉、豆类、菠菜、

葡萄干、洋芋中镁的含量丰富，可使肌肉放松，心跳平稳；无花果、草莓、牛奶、蛋类、海鲜中锌的含量较高，可以平衡血糖，维持荷尔蒙正常运行，并增强免疫力；柠檬、柑橘、芒果、猕猴桃、柚子中含有丰富的维生素C，可有效缓解精神压力，并预防感冒；糙米、豆类、玉米、苹果、橙子中的天然膳食纤维较多，可有效缓解便秘症状。我们可以根据自己的需要选择食用。

十类对人体有害的食品

一、油炸类食品

1. 导致心血管疾病的元凶（油炸淀粉）
2. 含致癌物质
3. 破坏维生素，使蛋白质变性

二、腌制类食品

1. 导致高血压，使肾负担过重，导致鼻咽癌
2. 影响黏膜系统（对肠胃有害）
3. 易得溃疡和发炎

三、加工类肉食品（肉干、肉松、香肠等）

1. 含三大致癌物质之一：亚硝酸盐（防腐和显色作用）
2. 含大量防腐剂（加重肝脏负担）

四、饼干类食品（不含低温烘烤和全麦饼干）

1. 食用香精和色素过多（对肝脏功能造成负担）

健康小贴士

三天不吃青，两眼冒金星

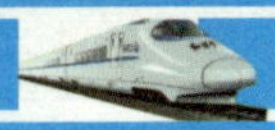

2．严重破坏维生素

3．热量过多、营养成分低

五、汽水可乐类食品

1．含磷酸、碳酸，会带走体内大量的钙

2．含糖量过高，喝后有饱胀感，影响正餐

六、方便类食品（主要指方便面和膨化食品）

1．盐分过高，含防腐剂、香精（损肝）

2．只有热量，没有营养

七、罐头类食品（包括鱼肉类和水果类）

1．破坏维生素，使蛋白质变性

2．热量过多，营养成分低

八、话梅蜜饯类食品（果脯）

1．含三大致癌物之一：亚硝酸盐（防腐和显色作用）

2．盐分过高，含防腐剂、香精（损肝）

九、冷冻甜品类食品（冰淇淋、冰棒和各种雪糕）

1．含奶油极易引起肥胖

2．含糖量过高影响正餐

十、烧烤类食品

1．含大量“3，4–苯丙吡”（三大致癌物质之首）

2．1只烤鸡腿=60支烟毒性

3．导致蛋白质炭化变性（加重肾脏、肝脏负担）

十种不良生活习惯

世界卫生组织将生活方式病列为21世纪威胁人类的头号杀手。专家表示，目前人类疾病谱和死亡谱已发生很大变化，疾病的病因按生活方式、行为因素、人类生物学因素、环境因素、保健因素等方面划

健康小贴士

冬睡不蒙头，夏睡不露肚

分，生活方式和行为因素几乎占50%。

以下是十种不良生活习惯。

1．睡眠过多：睡眠过多很容易加重脑睡眠中枢的负担，使各种生理代谢活动降到最低水平。

2．洗脸过频：洗脸过频会使保护脸部皮肤的皮脂膜受到经常性破坏，导致皮肤受更多的刺激而容易衰老。

3．刷牙过久：刷牙可清洁口腔和牙齿，防止牙病和口腔炎症等。但刷牙时间过久会使牙龈损伤，不利于牙齿生长，还会导致牙周炎。

4．步行过久：步行时足弓要保持一定的高度和张力，步行太久，足弓就会下陷使趾骨负重增加，容易发生骨折。

5．喝茶过浓：浓茶会使胃黏膜收缩、蛋白质凝固，并冲淡胃液，影响消化和铁质的吸收，还会影响睡眠。浓茶中含有大量的氟，会使牙齿变色，关节变形。

6．喝酒过量：酒喝多了会损伤肝和胃，长期饮酒还会使酒精在人体内积累，形成慢性中毒，麻痹神经，使人体代谢功能紊乱，加速衰老。

7．物品共用：有些家庭喜欢家人一起共用日常用品，如毛巾、口杯、脸盆等。这种做法很容易发生传染病。

健康小贴士

吃人参不如睡五更

8. 不吃早餐：不吃早餐有百害而无一利。如果不吃早餐，夜间分泌的胃酸得不到食物的中和，会造成胃部不适。早餐有助于促进机体的新陈代谢，不吃早餐，人容易感到疲倦和头痛，或者诱发低血糖而虚脱。

9. 吃饭过饱：吃饭过饱会使胃胀过度，肠胃蠕动缓慢，消化液分泌不足，食物得不到充分消化，导致消化功能障碍，加快衰老。

10. 鞋跟过高：鞋跟过高会使足趾和前脚掌负重过度，身体向前倾，胸腰后挺，导致腰肌韧带损伤，容易发生趾外翻、趾囊炎、骨折等病症。

如何在抗洪抢险时正确饮食

开展铁路防洪抢险时，施工现场各站段、工种人员集聚，工作任务重，劳动强度大，在饮食上要注意保证充足卫生的饮水和食物。不要喝生水。食物要煮熟煮透，不要吃生冷食物。食物要营养搭配合理。轮岗就餐时，熟食物要注意保温存放，超过两小时要充分加热后再食用。加工食物时要购买新鲜的食物，不购买和加工腐烂变质的食物、野生的蘑菇、淹死的禽、畜肉等。注意食品卫生，防止食物中毒发生。饭前便后要洗手，不要随地吐痰和大小便。临时居住点要建临时厕所，并采取消毒措施。现场气温高，出汗多，还可以准备和饮用一些防暑饮品，如凉茶等。

健康小贴士

饭后百步走，活到九十九

如何在抢险时自我保健

灾害会给人们的工作、学习和生活带来一定的困难和影响，打乱正常的生活秩序。接到突击抢险任务时，抢险人员要做好自我保健工作，具体如下。

首先身体患有慢性疾病者，如心血管疾病、糖尿病等，应不做为应急抢险人员。抢险人员要克服恐惧心理，调整好心态，保持心情愉快，严格遵守现场作业安全和操作要求，有良好的团队精神，服从现场工作安排。再就是安排好劳动与休息，没有任务时抓紧时间合理休息，有效缓解疲劳。要注意饮食卫生和营养，注意合理饮用足够身体需要的水，出汗多时及时补充。大量出汗、冒雨作业、涉水作业后及时清洗身体、更换衣物，防止浸渍性皮炎。注意天气变化，衣物要透气、方便劳动。随时增减衣服，积极预防感冒和中暑，身体不适及时就医。

健康小贴士

冬吃萝卜夏吃姜，不用医生开药方

如何正确地进行体育锻炼

单纯的体力劳动对增加体力和增强体质确有帮助，但并不能使身体得到全面、健康的发展。许多体力劳动有固定的姿势，经常用力的肌群得到发展，用力少的肌肉得不到锻炼，长期会导致过劳性的肌劳损，出现腰酸背痛等。体育锻炼是根据个人的体质特点和锻炼目的进行的，可选择适当的预备姿势、活动范围、速度、复杂性、协调性和肌肉用力程度以适合不同人的需要。还可调节运动的强度和运动量以适应不同功能水平的人的需要。体育运动可将体力劳动中紧张的肌肉放松，而着重锻炼用力少或不用的肌群。因此，体力劳动不能取代体育锻炼。

体育锻炼好处多，运动可使心脏容许输出量提高，肺活量增加、肌肉的含量增加，脂肪含量下降。能使机体的协调性、对环境和劳动强度的适应性得到提高。体育锻炼的方式很多，主要有走和跑，其次如游泳、骑自行车和某些球类运动等，也可采用原地跑、跳绳、爬楼梯等方式，可根据年龄、体质、运动习惯和条件来选择。

为了避免运动量过度而损害健康，可利用以下公式来推算运动时适宜的最高心率，作为掌握运动量的参考。对一般体弱多病者，运动时最高心率（次/分）=170−年龄（年）。一般健康人可控制在125次/分～140次/分。

健康小贴士

粗细粮，荤与素，合理搭配不过度

如何科学洗手

列车乘务员在列车上为旅客实施服务，会不断地打扫车厢卫生，接触各种人员、包裹、票据等，因此，科学地洗手就显得尤为重要。正确洗手方法如下。

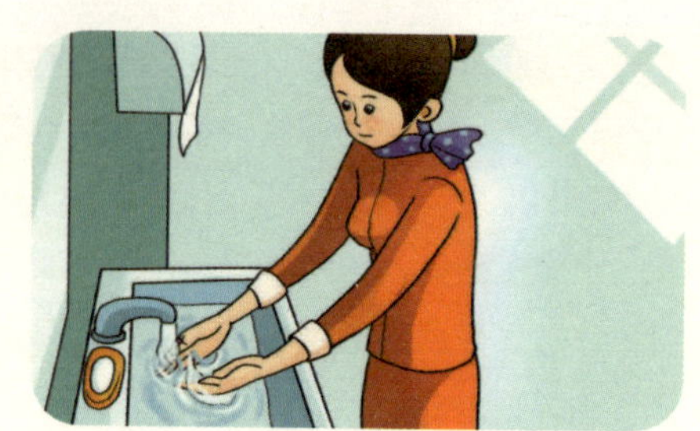

1. 在水龙头下先用水把双手弄湿。

2. 双手涂上洗涤剂。

3．最少用20秒时间揉擦手掌、手背、指隙、指背、拇指、指尖及手腕，揉擦时切勿冲水。

4．揉擦后用清水将双手彻底冲洗干净。

5．双手洗干净后，泼水将水龙头冲洗干净再关闭，或用肘部、纸巾包裹水龙头关闭。

6.用清洁的纸巾或干手机弄干双手。

如何健康轮休

在经过了较大工作量的作业后进行轮休时，要科学地进行自我保健，有效地恢复疲劳，提高身体的适应能力，保障健康，具体注意事项如下。

1．饮食调理。饮食调理是不可忽视的重要环节，要注意充分补给含糖的食物，食用热量较高的食品。再就是要多吃水果，充分补给维生素，尤其是B族维生素，如维生素B1、维生素B2，烟酸等，以及维生素C。盐和钙的补充也很重要，因为它们能使运动后改变的酸碱度平衡和渗透压恢复稳定，缓解肌肉疲劳。此外，还需补充一点铁质，以加速血红蛋白的恢复。合理摄取一定营养，不仅能延缓疲劳的出现，减轻疲劳的程度，还能尽快消除疲劳的感觉。

2．少吃“三高”食品。我国居民(尤其是城市居民)糖尿病、高血压、冠心病等富贵病的发病率正逐年增加。“三高”饮食容易伴随高脂肪、高胆固醇、高嘌呤的摄入，引发肥胖、高血脂和痛风等代谢问

健康小贴士

先睡心，后睡眼

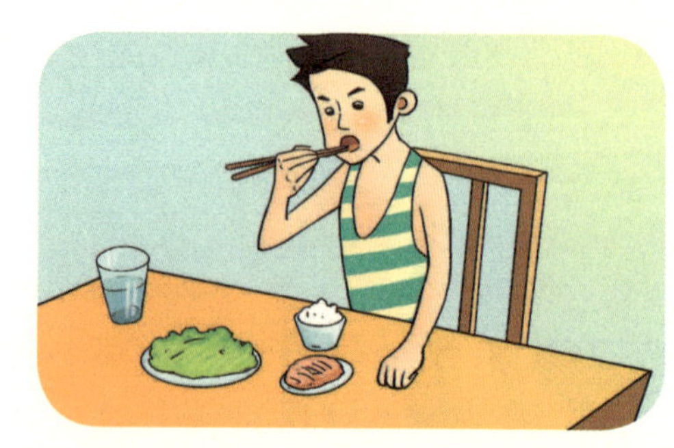

题。另一方面还可影响其他营养素的吸收与代谢，加速骨骼中钙质的丢失，造成矿物质或微量元素的失衡，进而导致骨质疏松症等疾病。所以不提倡高蛋白、高脂肪、高热量的“三高”饮食。

3．禁止酗酒。饮下白酒约5分钟后，酒精就会进入血液，随血液在全身流动，人的组织器官和各个系统都会受到酒精的毒害。短时间大量饮酒，可导致酒精中毒，中毒后首先影响大脑皮质，使神经有一个短暂的兴奋期，胡言乱语；继之大脑皮质处于麻醉状态，言行失常，昏昏沉沉不省人事。还会诱发急性胆囊炎和急性胰腺炎。长期饮酒还会使心脏发生脂肪变性，严重影响心脏的正常功能。若进一步发展，生命中枢麻痹，则心跳呼吸停止以致死亡。酗酒对社会也具有极大危害，因为酗酒是一种病态或异常行为，可导致严重的社会问题。我国每年因酗酒肇事立案的案件高达400万起；全国每年有10万人死于车祸，而三分之一以上的交通事故的发生与酗酒及酒后驾车有关，所以要禁止酗酒。

4．轮休生活要规律。轮休时会有一种放松的感觉，特别是年轻人回到基地很兴奋，会朋友、喝酒、唱歌、睡懒觉，生活完全没有规律，这样会使人的头脑失去敏感、明智地思索问题、解决问题的能力，会产生抑郁、迟钝、消极等情绪，长期如此的话，对身心健康是很不利的。建议轮休时不要透支体力放纵自己，应安排一段有规律的调养期，尽快消除疲劳，然后以充沛的精力投入崭新的学习和工作。

如何健康休养

铁道部从2010年开始，将职工健康休养纳入铁道部、铁路局主要工作范畴，这是继保障职工岗位、"三不让"和解决职工住房问题后的第四大提高职工福利的举措。健康休养是专业化的健康管理整体保健，是缓解脑力劳动者身心压力、修复劳动力的一项有效措施。

职工除了日常保健外，还可充分利用每年的健康休养，在专业指导下改善自己的身心健康。

疗养院通常环境优美、依山傍水、绿地面积大、空气负离子含量高。因此，职工要忘掉忙碌的工作，让自己彻底放松，尽情享受和欣赏大自然的美丽风光。

注意选择各疗养院的适应症，同时选择有益于自己的疗养因素和自己的疗养禁忌因素，有针对性地进行健康休养。如干热空气浴适应关节疾病、感冒、生理性肥胖者等，对体质虚弱者、对干热空气不能耐受者不适宜。

注意健康休养的禁忌，如急性期疾病的患者、各种传染病病人、各种精神病病人等，不能到综合疗养院进行健康休养。如对高原不适应的也不能到海拔较高的地区进行疗养。如果身体对新到地方产生明显的不适症状，经治疗无明显改善的，应停止休养。

在休养期间要综合利用有利的疗养因素，劳逸结合，合理搭配，积极参加适合自己的文体娱乐活动，遵循休养期间的生活制度，保障各项休养措施的顺利进行，从

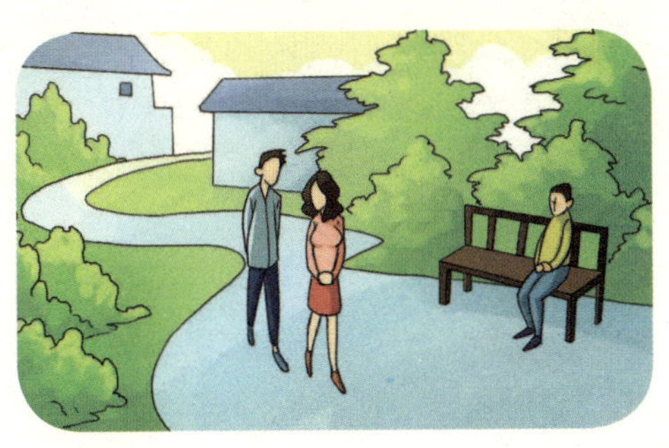

而达到消除疲劳、恢复和增强健康的目的。

如何配备小药箱

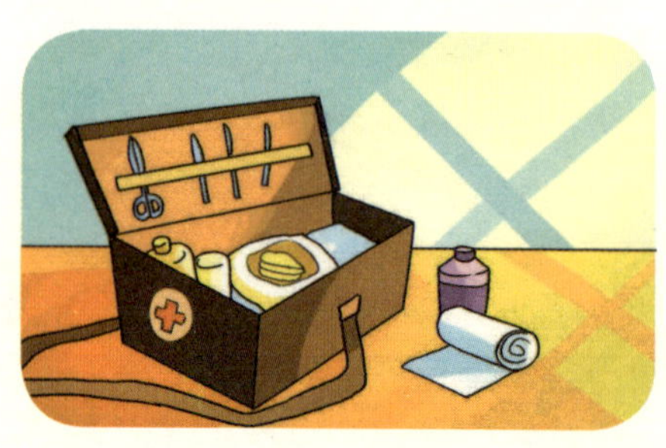

配备原则。实用性、急救性、针对性，不必面面俱到。有了小药箱，只是增大了保证健康、安全的系数，如果有了较严重的病症，还是应该及时送到医院进行治疗。

医用器具：体温表、纱布、绷带、酒精棉球、镊子、小剪刀等。

外用药：酒精、碘酒、创可贴、风湿止痛膏、风油精、眼药水等。

内服药：阿司匹林、板蓝根、云南白药、乘晕宁、黄连素等，主要用于头痛、轻度感冒、跌打损伤、恶心、呕吐等常见疾病。如有慢性疾病，应携带日常治疗药物。

中年人疾病信号

进入中年后，随着年龄的增长，人体的免疫功能下降，难免出现一些毛病。有些人由于没有注意疾病信号，从而失去了最佳治疗时机。对此人们要注意身体疾病报警信号。

1. 晚上口渴或小便频繁，尤其是夜尿增多，尿液滴沥不净。这可能是内分泌系统出了问题或尿道系统发生了故障，尤其要小心是否得了糖尿病、前列腺肥大或前列腺癌。

2. 上楼梯或斜坡时就气喘、心慌，经常感到胸闷、胸痛。这些都可能是高血压和脑动脉硬化的前兆，要小心是否患了高血压、脑动脉硬化等。

3．常为一点小事发火，焦躁不安，时常有头晕的症状。要小心是否患了高血压、脑动脉硬化等。

4．咳嗽痰多，痰中带有血丝。要小心是否得了支气管扩张、肺结核、肺炎、肺癌等。

5．食欲不振，吃一点油腻或不易消化的食物，就感到上腹部闷胀不适，大便也没有规律。这些都是消化系统出现问题的前兆，要小心是否得了胃病、肝胆疾病或胃癌、结肠癌。

6．近来酒量明显变小，稍喝几口便发困、不舒服，第二天还晕乎乎的。这些都是肝功能失调引发的症状，要小心是否得了肝脏病、动脉硬化等。

7．胃部不适，常有隐痛、反酸、嗳气等症状。要小心是否得了慢性胃病，尤其是胃溃疡或胃癌。

8．对近期的事情变得健忘起来，有时反复做同一件事。要小心是否得了脑动脉硬化、脑梗死等。

9．早起时关节发硬，并伴有刺痛，活动或按压关节时有疼痛感。要小心是否得了风湿性关节病。

10．脸部、眼睑和下肢常水肿，血压高，大多伴有头痛，腰酸背痛，则可能是患了肾脏病。

当自己的身体出现不适时，要及时到医院就诊，以争取最佳治疗时机。

健康小贴士

早喝盐汤如参汤，晚喝盐汤如砒霜

易疲倦原因

最近，美国一些专家对产生疲倦的原因进行分析，并提出了相应对策。你如有疲倦症状，不妨对号入座，找找原因。

1. 碳水化合物摄入过量。5–羟色胺是一种血管紧张素，会令你昏昏欲睡，疲乏无力。食物中碳水化合物能促进大脑合成5–羟色胺，蛋白质则能抑制其生成。因而，你要注意在膳食中少食碳水化合物，多摄入些蛋白质。

2. 周末睡懒觉。许多年轻人常利用双休日睡懒觉，且振振有词地说这是养精蓄锐。殊不知，我们的工作与休息时间受体内生物钟的控制，在周末，若你一反常态睡懒觉，就打乱了生物钟正常运转，影响体内激素正常释放，从而直接影响你的精神状态。

3. 间歇性低血压。间歇性低血压是诱发疲倦的重要因素。判断自己是否患有间歇性低血压并不困难，只要躺在一张倾斜70度的床上，呈头高脚低状。数分钟后，若有血压降低、头晕目眩、恶心等症状，就表明你患有间歇性低血压。治疗办法相当简单：一是在膳食中增加盐和水的摄入量；二是在医生指导下，通过药物使肾脏保留更多的钠。

4. 脱水。当你感觉口干舌燥时，就意味着你已经有脱水的可能。人在脱水后，血容量降低，体力下降，精力不支，容易疲劳。一般每人每日应饮用8～10杯水，这是保持精力旺盛的法宝。

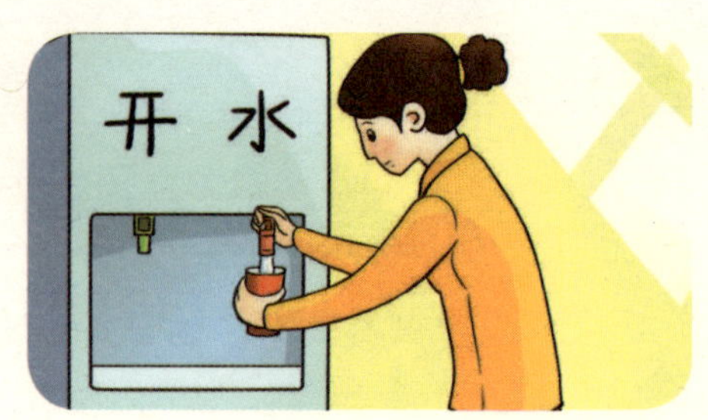

5. 药物副作用。某些抗感冒类药物或止咳糖浆等均有产生嗜睡的副作用，使你感到疲劳

困倦。一般停药后，疲倦就会消失。

6．工作负荷过重。工作负荷过重，会使人肌肉紧张，增加体内耗氧量，使人因缺氧而打瞌睡、发呆等。此时，最佳疗法是放松全身肌肉，想象一些美丽安宁的背景画面，如青山绿水、蓝天白云等，同时进行深而慢的呼吸。

7．用眼过度。如果你久视电脑屏幕，或全神贯注于某一物过久，你将不可避免地有骨头酸疼、四肢麻木之感。这时候，请你每隔1小时闭目养神一会儿。

8．工作环境色调阴沉。如果你所处的环境色彩黯淡、阴沉，就易感疲劳与压抑，因而在你工作学习的环境中，增加些黄、橙、红等色调，将有助于消除疲倦。

健康小贴士

要想身体好，常把澡儿泡

重大疾病早期症状

1．颅内肿瘤以及脑癌的早期症状：在头颅内，当颅内肿瘤增大时，可能会阻塞脑脊液的流动，使颅内压增加。这一压力可能直接导致以下3个症状：恶心、呕吐和头疼。另外，不同位置的颅内肿瘤还会造成不同的躯体症状，这是由肿瘤生长的位置决定的。

2．头、颈部肿瘤的早期症状：其共同的症状包括咽喉持续疼痛、吞咽疼痛或吞咽困难、声音嘶哑或声音出现变化、嘴和咽喉流血、内耳疼痛。

3．黄斑变性的早期症状：黄斑变性指的是与视网膜功能衰退有关的一种疾病。早期有如下几种症状：视野混浊或眼前有固定的黑影遮

健康小贴士

夏天一碗绿豆汤，解毒去暑赛仙方

挡、视力下降、视物变形。

4. 皮肤癌的早期症状：皮肤上有一个按上去硬硬的红色肿块，一个具有后述特点的肿块：较小，颜色苍白，光滑，具有光泽，如同表面覆盖有一层蜡；皮肤表面的溃疡开始流血或流出组织液（比如透明的淡黄色液体）；溃疡上的红斑开始发生变化，变成覆盖有鳞屑或结痂的斑片；肿块变痒，继而有变痛的趋势；小斑点发红或变得肿胀；一颗痣突然变大，外观出现变化。

我们简单总结，以方便大家进行早期的皮肤癌自查，寻找不对称的病损。比如，一个痣不再是对称的圆形，而是变成不对称的形状；寻找边缘不规则的痣，比如，一个痣的边缘变为锯齿状，或发现有凹陷；寻找颜色变异的痣，比如，一个痣的颜色变得不一致，上面有不同色泽的斑点。

5. 心脏疾病的早期症状：在心脏损害的早期可能不出现早期症状，但是有时候，人们会出现一些其他方面的症状，它们便是心脏疾病初期的早期症状：有劳力性胸痛，即在活动后出现的胸痛、呼吸短促、下肢浮肿、高血压、高血脂。

6. 心肌梗死的早期症状：胸部（或者是心窝处）出现不适，其不适时间持续好几分钟；单侧或双侧手臂出现疼痛，背、颈、下巴和腹部出现疼痛；呼吸短促（在任何胸部不适之前便出现）；出冷汗，犯恶心或眼冒金星。

7. 中风的早期症状：脸部、手臂和腿部突然变得麻木或肌力变弱，尤其是当它们集中在身体的一侧出现时；突然间出现神志不清，口齿不清，理解障碍；突然间出现单眼或双眼视力问题；突然间出现行走跌撞，眩晕，失去平衡感和方向感；突然间出现不明原因的严重头疼。

8.心跳骤停的早期症状：心跳骤停往往没有任何信号便突然发作。它发作时表现如下：躯体突然丧失反应；摇晃他们时没有反应；没有呼吸；没有脉搏；没有肢体活动，也没有咳嗽等其他反应。

9. 肺癌的早期症状：肺癌的主要早期症状包括这些方面：咳嗽；呼吸短促；哮喘；胸痛；咳出的痰里有血丝；体重减轻；肺部感染（肺炎）。

10. 胰腺癌的早期症状：胰腺癌的症状常常出现得很迟，再加上症状没有特异性，致使胰腺癌患者被确诊时，往往已是晚期了。大约一半的患者会出现黄疸（皮肤呈黄色）。他们还会出现体重下降，疲劳，腹部不适，食欲降低，并出现葡萄糖耐量降低。但是遗憾的是在临床上我们发现，患者往往忽略了这些症状的发生和发展，以至于延误了疾病的诊断。

11. 膀胱癌的早期症状：尿中有血（少量的血液会使尿液的颜色变为淡淡的粉色）；尿频；尿痛。

12. 宫颈癌的早期症状：异常的阴道出血；异常的阴道分泌物；下背痛；性交痛；尿痛。

13. 乳腺癌的早期症状：乳房上出现不正常的凹陷；乳房上一些区域的皮肤变得如同橘皮一样；在腋下或在乳房部位摸到肿块；乳头泌液，乳头疼痛或乳头内翻；乳房的皮肤出现刺激痛；乳房肿胀。

14. 卵巢癌的早期症状：腹部胀气；腹部及盆腔的不适感或紧绷感；食欲降低，或有恶心感；肠功能紊乱，或出现尿频；背部或腿痛；营养不良，或消瘦；疲劳；胃肠道症状（包括胀气，腹痛，消化不

健康小贴士

尽量少喝酒，病魔绕道走

良)；不正常的阴道出血。

15. 大肠癌（包括结肠癌和直肠癌）的早期症状：感觉疲劳、虚弱；黄疸；腹部疼痛或痉挛；肠运动异常；运动后感觉肠胀气；有血从直肠中流出；大便带血；食欲减退。

16. 关节炎的早期症状：关节僵直，难以活动；一些日常活动变得困难，比如爬楼梯或开启一个罐头；在一天中的某个时间段里，关节变得极为疼痛、僵硬；一些类型的关节炎还可引起肢体水肿、感染，关节处的皮肤发红，发热。

17. 1型糖尿病的早期症状：1型糖尿病患者（常是年轻人）的症状很明显，而且常常突然出现。大多数1型糖尿病的患者能得到医生的及时治疗。以下是这种疾病的早期症状：尿频（尿量很大）；非常口渴，大量饮水；极度饥饿；体重迅速减轻；易疲劳；易过敏；出现恶心或呕吐；实验室检查显示，血和尿中含糖量很高。

18. 2型糖尿病的早期症状：2型糖尿病患者（常是中年人）的症状是逐渐出现的。如果大家发现自己身上出现了2型糖尿病的早期症状，请尽快到医院接受治疗。请记住，糖尿病与高血压一样，是终生性的疾病，需要终生性地接受治疗。这种疾病的早期症状：视物不清；腿部，脚部和手指等部位出现麻木或刺痛；皮肤经常发生感染；皮肤，牙龈和尿道重复发生感染；皮肤和生殖器出现瘙痒；困倦，成天昏昏欲睡；伤口愈合缓慢，比如刀伤和挫伤要过很久才能愈合；有1型中糖尿病的任何症状。

健康小贴士

多吃咸盐，少活十年

第二部分

[健康体检]

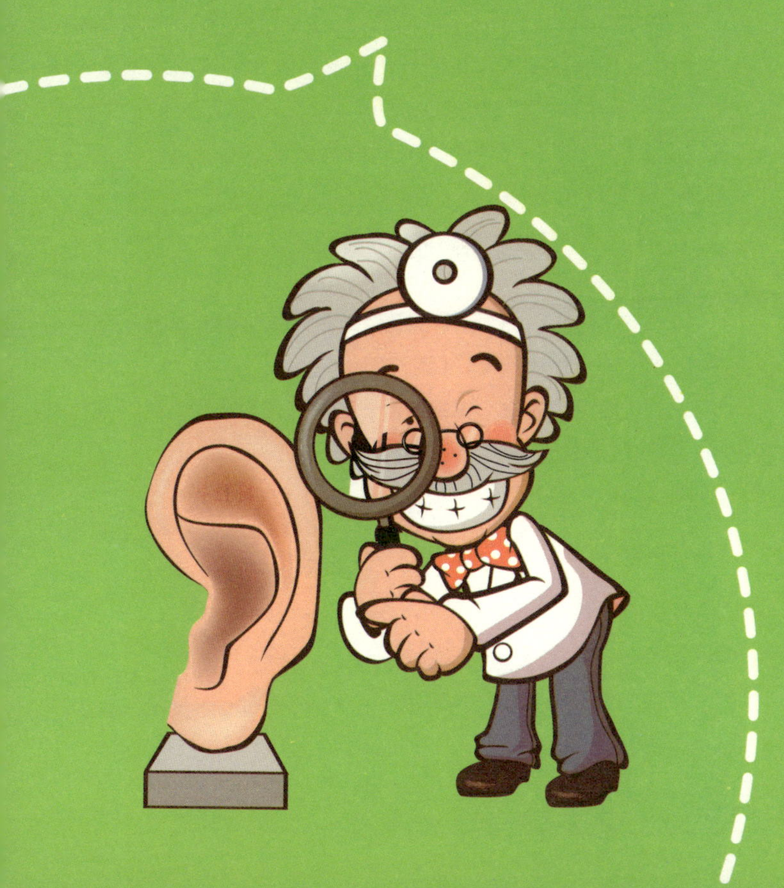

体检前的准备

1．体检前一天晚上要避免大吃大喝，特别不要饮酒，不要吃太甜或太咸的食物，以免影响次日的化验结果。体检前一天晚上8点钟之后一般要求禁食，因为有些检查项目结果可能会受到食物因素的影响（如血脂、风湿病等各类抽血检查，粪、尿液检查，胃肠道的X线或内镜检查，肝胆等消化道的超声检查等）。

2．适当早些休息，避免饮用浓茶、咖啡等刺激性饮料，以免影响睡眠。

3．如有异常相关检查病历资料最好带上，供体检过程医生参考对比。

4．对于某些特殊检查，应依照医生的嘱咐去作（根据体检项目而定，例如，查脑电图需要把头发洗干净、查子宫B超需要多饮些水憋尿等）。

体检的注意事项

1．首先精神要放松，以平常心参加体检，切忌紧张。这样才能通过检验获得客观、真实的指标。

2．千万不要隐瞒病史，要配合医生提供真实的病史资料，有利于医生对疾病作出正确的诊断，避免漏诊。

3．穿衣要宽松，方便医生检查操作。

4．腹部B超和静脉血生化检查需要空腹，体检前8小时不能吃饭、

健康小贴士

日光不照临，医生便上门

健康小贴士

吃了十月茄，饿死郎中爷

喝水。长期服药的心脏病、高血压病人，可按时服药，但不要喝水太多，并且要向医生说明服药情况。

5．在静脉抽血后，要松开拳头，用消毒棉球适力按压穿刺点5分钟，不要揉，以防局部充血形成血肿。

6．有的项目需要多喝水憋尿，如女性子宫B超、男性前列腺B超检查，使膀胱充盈（胀尿），便于医生观察，大约要喝1 000ml水。因此最好先取静脉血，然后再喝水憋尿。

7．留尿在检查前留取，以晨尿最好，尿常规要留取中段尿，就是先排出约1／3后开始留尿，然后排尽。

8．大便标本最好是检查前留，20分钟内送到化验室，如果在家留，要密封后放入冰箱保鲜，6小时内送到化验室。留大便要挑带脓血的，如果形态正常，就在大便表面、内部各处都取一些，总量有莲子大小即可。

9．在检查过程中遇到身体不适或疼痛，要及时告诉医生及护士人员，避免发生意外。

职业病体检

随着社会经济的发展，因职业因素，人们接触有害物质的机会是不可避免的，职业性有害物质对健康的损害现已越来越引起社会关注，临床医学职业病是现代医学领域中不可缺少的部分，涉及一些特殊的检验手段，所以，针对职业性中毒健康体验，要到职业病防治机构进行体检。因为引起职业性接触损害性的毒物还是很多的，我国法定职业病约有一百多种，每种职业病都各有其特点。这里简单提供几种参考。

1. 有机溶剂　广泛应用于制鞋、皮革、电子、五金、油漆、橡胶、印染等行业使用的黏合剂、稀释剂、清洁剂中。

接触这些物质的人员，每年必须做一次体检。检查项目除了普通体格检查（血压、心、肺、肝、脾、淋巴结等）以外，还要作神经科、皮肤科、眼科检查，要查血尿常规、肝肾功能、肝脾B超、心电图、神经肌电图检查，以及根据所接触的有机溶剂的种类，作相应的血尿化合物及代谢产物的检测。

2. 粉尘　在采矿、冶金、建筑、棉纺、建材、装卸、宝石加工、机械制造等行业，都存在大量的粉尘。从事接触大量粉尘的人员，要注意定期体检。检查项目除普通体格检查外，重点作胸部X线照片检查、肺功能检测以及心电图。

3. 刺激性气体　属于化工机构，如农药、造纸、皮革、印染、金属清洗及金属加工等行业，长期接触刺激性气体的人员，要求每年做一次体检。检查项目要包括内科、耳鼻喉科、眼科、血常规、尿常规、心电图、胸片、肺功能检测，必要时还要进行血气分析。

4. 金属及化合物　见于采矿、冶炼、铸造、电镀、电焊等行业。每半年至一年体检一次。检查项目包括内科、外科、耳鼻喉科、眼科、皮肤科、血常规、尿常规、肝肾功能、胸片。根据所接触的金属种类，做血、尿、毛发等的特异性检测。

健康小贴士

锻炼要趁小，别等老时恼

普通体检项目

1．一般体检　血压、体重指数、内科、外科、眼科、耳鼻喉科等常规检查。

2．化验室检查　血、尿常规检查。

3．肝脏检查　谷丙转氨酶、谷胺酸转酞酶、乙肝表面抗原、抗乙肝表面原抗体。

4．血脂检查　总胆固醇、三酰甘油、低密度脂蛋白、高密度脂蛋白、空腹血糖。

5．肾功能检查　尿素、肌酐。

6．器械检查　胸部透视、心电图、消化系统超声检查（肝、胆、脾）等。

7．妇科检查　乳腺检查等。

健康小贴士

一日两苹果，毛病绕道过

常规体检项目

1．内科　检查胸廓、肺与胸膜、心脏、肝脏、脾脏、血压。

2．外科　检查各浅表淋巴结是否有异常增大等，检查甲状腺、女性乳房、肛门、皮肤、骨密度。

3．眼科　检查视力、角膜、巩膜、眼底。

4．五官科　简易听力检查，检查鼻、咽、舌、扁桃体等。

5．妇科常规（已婚）　宫颈涂片、阴道分泌物检查、女性B超。

6．器械检查

健康小贴士

多吃芹菜不用问，降低血压功效好

心电图：对各种心律失常的诊断有价值，对心肌梗死的诊断有较高的准确性，对心室肥大、心肌病等诊断有较大的帮助，帮助了解某些药物和电解质紊乱对心脏的影响。

B超：对肝、胆、胰、脾、肾的诊断有较高的价值。

胸透：及早发现胸部肿瘤，胸腔病变。

7. 化验室检查

血常规：红细胞、白细胞、白细胞分类、血小板等。

尿常规：颜色、透明度、红细胞、白细胞、尿糖、蛋白等。

空腹血糖：可初步筛查糖尿病。

血脂：总胆固醇、三酰甘油、低密度脂蛋白、高密度脂蛋白。

肾功能：尿素氮、肌酐，反映肾功能情况。

肝功能：检查肝功能的主要指标，了解肝脏有无损伤。

乙肝二对半：通过乙肝抗原、抗体的检查，是否存在大三阳、小三阳的情况，反映乙肝病毒处于复制传染性强或处于低水平复制或病毒基本停止或传染后恢复期。

甲肝：用于鉴别诊断甲型肝炎。

丙肝：用于鉴别诊断丙型肝炎。

尿酸：痛风的早期仅有血尿酸的偏高。

血黏度：反映血液黏稠度，对血栓形成等关系极大。

甲胎蛋白：作为早期肝癌的筛查。

前列腺特异抗原（PSA）：了解前列腺有无肿瘤及肿瘤的情况。

幽门螺旋杆菌：对于胃溃疡、胃窦炎有较高诊断价值。

大便隐血：对消化系统有无出血的诊断有帮助。

中老年职工常规体检必查项目

我们根据中老年的生理特点，建议必查以下项目。

1. 体重　身体肥胖会增加心脏功能的负担，容易诱发心脑血管病变；如果身体无原因快速消瘦也要注意排除疾病的因素，同时，身体消瘦也会使免疫力下降而易感染其他疾病，所以体重控制在合适的范围为好。

2. 尿与粪便　此项检查是观察泌尿系统和消化系统健康的指标。

3. 血压　这个年龄阶段血压波动较大，血压指数可以反应心血管系统功能的情况。如果动脉及心脏出现问题，血压长期增高会加重心脏负担，诱发脑出血的危险；血压过低又是血容量不足、心功能不全的表现。

4. 心电图　可以检测冠心病的心肌缺血改变和心律失常等。

5. X线胸片　可以发现肺部病变，如慢性支气管炎、肺结核、高血压性心脏改变等，尤其是对肺部肿瘤的诊断是必要的手段。

6. 眼底检查　眼底动脉可以反映出高血压、动脉硬化的程度。此外，还可发现早期老年性白内障、原发性青光眼等。

7. 血脂测定　包括总胆固醇、三酰甘油、高密度脂蛋白和低密度脂蛋白等。血脂升高可以诱发动脉硬化，以及由此引起的高血压、冠心病、肾动脉硬化和周围动脉硬化等。

8. 肛门指检　有助于发现直肠癌、男子前列腺癌、前列腺肥大等。

9. 甲胎球蛋白测定　可以发现早期肝硬化、肝癌，慢性肝病者尤应注意检查甲胎球白。

健康小贴士

饭后百步走，活到九十九

看懂化验单上的（+）、（–）

化验单或报告单的结果常常用（+）、（–）来表示。这里的（+）、（–）并不是数学计算时的加、减的符号，而是用来表示结果的阳性、阴性。

一般来说，阳性（+）是表示疾病或体内生理的变化有一定的结果。例如，为一位停经妇女作尿液妊娠试验检查，结果是阳性（+），就说明这位妇女已经怀孕了，思想上可有所准备。再如，乙型肝炎表面抗原（HBSAg）检查结果为阳性（+），说明这是一位乙型肝炎病人或是乙型肝炎病毒携带者，要引起重视才好。相反，化验单或报告单上的阴性（–），则多数基本上否定或排除某种病变的可能性。

有时，（+）的多少，还能表示某种疾病病情发展程度上的严重性，也就是代表数量上的变化。例如，得了糖尿病，经常作尿糖试验，（+）、（++）、（+++）的符号，就说明糖尿病的病情有所变化：（+）为病情轻，（–）为病情得到控制，而（++）、（+++）说明病情没有得到控制，在继续恶化和发展，患有胃、十二指肠溃疡病的人，大便隐血试验（+++）或（++++）则说明病人出血的严重程度。

然而，阳性或阴性，（+）或（–）的结果并不都代表疾病。例如一位多年不孕的妇女去作了治疗后，发现尿液妊娠试验（+）阳性时，表示她已怀孕。又如，乙型肝炎表面抗体（HBSAb）阳性（+）表示对乙肝病毒有抵抗力，阴性（–）则表示尚没有。注射乙肝疫苗可使阴性变成阳性。

健康小贴士

饮了空腹茶，疾病身上爬

血常规检测

血常规检测的内容

1．红细胞参值　红细胞计数、血红蛋白、血细胞比容、平均红细胞体积、平均血红蛋白含量、平均血红蛋白浓度、平均红细胞分布宽度。

2．白细胞参值　白细胞计数、淋巴细胞百分比、中值细胞百分比、粒细胞百分比、淋巴细胞绝对值、中值细胞绝对值、粒细胞绝对值。

3．血小板参值　血小板计数、平均血小板分布宽度、平均血小板体积、大血小板比率。

红细胞（RBC）计数

1．红细胞计数正常参考值范围

成年男性（4.0～5.5）$\times 10^{12}$/L

成年女性（3.5～5.0）$\times 10^{12}$/L

2．红细胞异常

（1）红细胞增多生理因素：如长期多次献血、缺氧刺激（高山居住者）、精神因素（感情冲动）等均可引起红细胞的增高。

（2）红细胞增多病理因素：多见于真性红细胞增多症、代偿性红细胞增多症，如：先天性心脏病、慢性肺脏疾病、大量脱水引起血液浓缩导致红细胞相对增多与严重的肺气肿等。

（3）红细胞减少的因素：常见于各种贫血孕妇中后期及老年人造血功能的减退，还有病理因素如血液病（可高可低），溶血性贫血，缺铁性贫血，再生障碍性贫血，产后、手术后等大量失血等情况。

3．进一步检查　红细胞异常，应先到血液科进行常规治疗，效果不佳与诊断不确定的，需进一步检查骨髓造血细胞的功能。

4．红细胞计数检测注意事项　血常规采血无须空腹，手指采血20

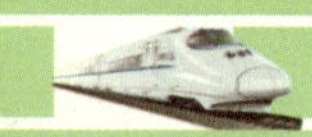

微升或采抗凝静脉血，避免溶血。

血红蛋白（Hb）

1．血红蛋白通常被称为血色素，检测正常参考值如下

成年男性：120～160g/L

成年女性：110～150g/L

2．血红蛋白异常

（1）Hb增多的因素：见于慢性肺原性心脏病、发绀型先天性心脏病、严重烧伤、休克、高原病等。

（2）Hb减少的因素：红细胞减少与血红蛋白的下降要注意是否成比例降低，分析如下：如果，血红蛋白减少的程度比红细胞严重，见于缺铁性贫血，所谓小细胞低色素性贫血，多是由于慢性反复性出血所造成，要注意有无溃疡病、胃肠肿瘤、钩虫病、妇女月经过多和痔疮出血等。

如果红细胞减少的程度比血红蛋白严重，多见于大细胞高色素性贫血。如缺乏维生素B_{12}，或叶酸缺乏引起的营养不良性贫血及慢性肝病所致的贫血。

如果红细胞与血红蛋白减少的程度相同，可见于出血、再生障碍性贫血或慢性疾病如类风湿性关节炎及急、慢性肾脏疾病。

3．进一步检查　必要时可结合骨髓血片、肾盂造影和肾脏B超等检查协助临床诊断，进行哪些检查主要由医生对疾病诊断的思考需要而定。

白细胞（WBC）计数

1．白细胞计数正常参考值范围

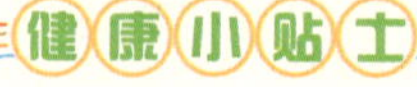

一日三枣，长生不老

健康小贴士

夏天一碗绿豆汤，解毒去暑赛仙方

成人（4.0～10）×10^9/L

儿童（5.0～10）×10^9/L

新生儿（10.0～20）×10^9/L

2. 白细胞计数异常

（1）正常生理情况下的偏高

A. 胎儿及新生儿白细胞总数在（10.0～20.0）×10^9/L之间。

B. 妊娠5个月以上可达（10.0～20.0）×10^9/L，可至分娩后4～5天。

C. 剧烈运动和体力劳动后可暂时性偏高。

D. 人体在暴热和严寒环境中，或饭后、经期及情绪激动时白细胞总数可一般性地增高。

（2）白细胞增多的病理因素

A. 急性细菌感染与化脓性炎症，如金黄色葡萄球菌感染、大叶性肺炎、阑尾炎、脑膜炎、化脓性扁桃体炎、链球菌等感染等常增高。

B. 严重的组织损伤或大量血细胞破坏，如术后12～36小时、急性心肌梗死1～2天可增高。

C. 急性大出血，如脾脏的破裂、宫外孕输卵管破裂后，肾移植后的排斥反应，白细胞可迅速增高。

D. 急性中毒，如发生安眠药、敌敌畏等化学药物中毒，尿毒症、糖尿病酮症酸中毒及肾炎尿毒症等代谢性中毒，妊娠高血压综合征，急性铅中毒均可增高。

E. 肿瘤引起的白细胞数增多呈持续性，最常见于粒细胞性白血病和各种恶性肿瘤的晚期。

(3)白细胞减少的病理因素

A．某些感染，例如一些伤寒、副伤寒、沙门菌类的革兰阴性杆菌的感染、病毒感染如患流感时白细胞数亦减少。

B．某些血液病，如再生障碍性贫血、骨髓异常增生综合征病人常表现为白细胞数减少。

C．慢性物理、化学药物损伤因素，如应用氯霉药物或X线电离辐射检查等引起。

D．自身免疫性疾病，如系统性红斑狼疮等。

E．脾功能亢进与门脉高压性肝硬化等。

健康小贴士

怒伤肝，喜伤心，悲忧惊恐伤命根

白细胞分类

白细胞常规采用分类计数法，每种细胞的结构形态与功能各自不同。临床根据血液白细胞形态以细胞浆内有无颗粒的特点而分为两大类。无粒细胞即指单核细胞、淋巴细胞。粒细胞又可根据颗粒的嗜好性而分为嗜中性、嗜碱性和嗜酸性三种。

1．成人白细胞分类计数正常参考值

淋巴细胞0.2～0.4（即20%～40%）

中性粒细胞0.5～0.7（即50%～70%）

嗜酸性粒细胞0.005～0.05（即0.5%～5%）

嗜碱性粒细胞0～0.01（即0～1%）

单核细胞0.03～0.08（即3%～8%）

2．白细胞分类计数异常

(1) 中性粒细胞增多：常见于急性感染或化脓性炎症，包括局部感染，中毒，急性出血（尤以严重内脏出血更明显），急性溶血和手术后，恶性肿瘤、慢性粒细胞白血病，心肌梗死和血管栓塞等可显示白细胞增多。

（2）中性粒细胞减少：在临床中性粒细胞减少可见于病毒性感染（流感、麻疹流行性腮腺炎等）、革兰阴性杆菌感染（粟粒性肺结核等）及药物（磺胺类、肿瘤化疗等）中毒与放射线损伤；过敏性休克，再生障碍性贫血，高度恶病质；脾功能亢进和自身免疫性疾病等，提示患者抵抗力差。

（3）嗜酸性粒细胞增多：嗜酸性粒细胞增多常提示注意过敏性因素引起，如某些皮肤病、寄生虫病、传染病。如持续明显增高还要注意血液疾病、多发性骨髓瘤、恶性淋巴瘤以及风湿性疾病、脑垂体前叶功能减退、肾上腺皮质功能减退等情况，但是比较罕见。嗜酸性粒细胞减少可见于伤寒、副伤寒等急性传染病的早期，或长期应用肾上腺素或促肾上腺皮质激素的情况。

（4）嗜碱性粒细胞增多：长期嗜碱性粒细胞增多要注意以下疾病，如慢性粒细胞白血病，骨髓纤维化症，淋巴网状细胞瘤，慢性溶血，脾切除后，肿瘤转移和铅、铋中毒等情况。在外周血中嗜碱性细胞粒减少较罕见，故其减少临床意义不大。

（5）淋巴细胞增多：一般情况下是由于中性粒细胞减少所致的淋巴细胞相对增多。此时注意观察淋巴细胞绝对值，如增多可考虑某些传染病，如百日咳、传染性单核细胞增多症、传染性淋巴细胞增多症、结核病、水痘、麻疹、流行性腮腺炎、传染性肝炎等；在传染病的恢复期和肾移植术后发生排斥反应性增高，在急、慢性淋巴细胞白血病时可显著增高。减少情况主要见于肾上腺皮质激素、烷化剂应用等，以及长期接触放射线、传染病的急性期、细胞免疫缺陷病等。

（6）单核细胞增多：可见于单核细胞增多症，或某些细菌感染，如结核、伤寒、亚急性细菌性心内膜炎等；还有某些寄生虫病，如疟疾、黑热病等；单核细胞白血病、粒细胞缺乏症恢复期；许多急性传染病的恢复期。

血细胞比容检测

血细胞比容又称红细胞压积(Hct或PCV)，是指每升血液中红细胞所占的容积。血细胞比容的多少与红细胞数目及其大小有关。

1．血细胞比容检测的正常参考值

全自动血细胞分析仪测定：

男0.42～0.50

女0.37～0.48

2．血细胞比容(Hct)检测异常　血细胞比容的检测与红细胞计数(RBC)检测的临床意义基本相同。

减少用于诊断贫血并判断其严重程度，对于红细胞增多症的诊断及疗效观察，也具有重要的参考价值。

增高见于各种原因所致的血液浓缩，以及多汗、多尿等导致脱水引起，还有心肌梗死及真性红细胞增多症等。

红细胞三项平均值

根据血红蛋白量、红细胞数和血细胞比容的数据，按公式可以算出红细胞二项平均值，即表示每个红细胞大小的数据（平均红细胞体积MVC)。每个红细胞内所含血红蛋白量（红细胞平均血红蛋白量MCH和每升血液中平均血红蛋白浓度)。

1．红细胞三项平均值的正常参考值

全自动血液分析仪法：

MCV　84～100fL

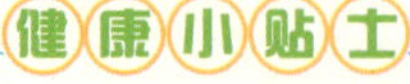

热水洗脚，如吃补药

MCH 27～34Pg

平均红细胞血红蛋白浓度(MCHC) 320～360g /L

2. 红细胞三项平均值异常

该检测是针对贫血的诊断和疗效观察的一项必要实验，不同病因引起的贫血，各项参数变化也不同。通过红细胞三项平均值的检测有助于分析贫血患者的红细胞形态特征，适用于贫血的形态学分类与鉴别诊断。

血小板计数检测

1. 血小板计数检测的正常参考值

血细胞分析仪法和目视显微镜计数法：

血小板计数正常值：(100～300)×10^9/L

2. 血小板计数检测异常

(1) 血小板增高：常见于原发性血小板增多症、慢性粒细胞白血病、真性红细胞增多症、急性大出血或急性溶血等。

(2) 血小板减低：常见于造血功能障碍血小板生成减少，见于急性白血病、再生障碍性贫血、骨髓纤维化等。

血小板破坏、消耗过多，见于原发性血小板减少性紫癜、脾功能亢进、系统性红斑狼疮、播散性血管内凝血(DIC)、输血后血小板减少症、进行体外大循环手术、中毒(如苯、砷等)、放射线损伤、使用抗癌药等。

健康小贴士

坐有坐相，睡有睡相，睡觉要像弯月亮

红细胞沉降率检测

1. 红细胞沉降率检测正常参考值

魏氏法：

健康小贴士

请人吃饭，不如请人流汗

成人男性0～15mm／1h

成人女性0～20mm／1h

2．红细胞沉降率检测异常

(1) 血沉生理性增快：可见于妇女月经期，妊娠3个月以上至产后1个月，以及老年人。

(2) 血沉病理性增快

A．急性炎症性疾病，如风湿热活动期、活动性结核病、急性肾小球肾炎、急性病毒性肝炎等。

B．组织损伤及坏死，如大手术、创伤、急性心肌梗死等。

C．恶性肿瘤，如多发性骨髓瘤、恶必淋巴瘤、血液病等。

D．重度贫血，胶原病及重金属中毒等。

(3) 血沉病理性减慢：见于珠蛋白生成障碍性贫血(地中海贫血)、缺铁性贫血、肝脏疾病以及真性红细胞增多症、弥散性血管内凝血(DIC)晚期。

3．红细胞沉降率检测注意事项

需要空腹，采抗凝静脉血，避免溶血。

尿液检测

尿常规一般是8～11项检测项目，主要包括尿液酸碱度(pH值)、尿蛋白、葡萄糖、酮体、胆红素、尿胆原、尿潜血及尿亚硝酸盐等。9项检测项目增加了尿中白细胞检查；10项检测项目增加了尿液比重检查；11项检测项目增加尿中维生素C的检测。

尿沉渣检测

包括尿沉渣红细胞、尿沉渣白细胞、尿沉渣上皮细胞、尿沉渣结晶、尿沉渣管型等5项。

尿沉渣是通过显微镜对尿中的沉淀物进行检查，观察尿液中是否存在细胞、管型、结晶、细菌、寄生虫等各种病理成分，是对泌尿系统疾病作出定位、辅助诊断、鉴别诊断及预后判断的重要常规化验项目。

尿液潜血（BLO）

尿液中如混有0.1%以上的血液时，肉眼可观察到血尿；血量在0.1%以下时，便只能用隐（潜）血反应才能发现。尿液隐血即反映尿液中的血红蛋白和肌红蛋白，在正常人尿液中不能检出。

1. 尿液潜血检测正常参考值

化学试带法、试管法：

BLD正常值为阴性。

2. 尿液隐血阳性

（1）在疾病的基础上，由红细胞破坏加快、血红蛋白的产生过多而引起，导致经肾脏尿液排出体外的量加大，尿液出现潜血。因素归为：

A. 心瓣膜修复术后、严重烧伤、剧烈运动等特殊情况下。

B. 药物，如阿司匹林等药物反应。

C. 某些感染，或患有疟疾病影响到了肾脏的疾患等。

D. 过敏性血小板减少性紫癜（由于影响了肾脏的功能）。

E. 阵发性血红蛋白尿及所有引起血尿的疾病，如肾炎、肾结石、肿瘤、中毒及尿道前列腺病变等情况。

（2）肌肉疾患或功能异常，而产生的阵发性肌红蛋白尿。

A. 创伤，如挤压综合征、电击伤、烧伤等。

B. “行军性”肌红蛋白尿。

C. 原发性肌肉疾病，如肌肉萎缩、皮炎及多发性肌炎等。

D. 局部缺血性肌红蛋白尿如心肌梗死、动脉阻塞。

健康小贴士

热水洗脚，如吃补药

E. 中毒性肌红蛋白尿，如由酒精、化学药物中毒所致等。

F. 代谢性疾病，如肌糖原贮积症、糖尿病酸中毒。

3. 尿液隐血检测应注意事项

(1) 留尿的容器须清洁、干燥，最好一次性使用。

(2) 对婴幼儿，先行会（外）阴部消毒，切勿使尿液外溢或混入粪便。

(3) 女性须行外阴冲洗后留取中段尿送检，严防混入阴道分泌物。禁在月经期留尿送检，以免经血干扰。

(4) 男性留尿标本须避免精液、前列腺液的污染。

(5) 尿液标本留取后须立即送检，避免光照、细菌污染。

(6) 尿中有大量维生素可致假阴性。尿路感染时，由于细菌产生过氧化物酶可引起假阳性。

尿胆红素（BIL）

胆红素是血红蛋白的降解产物，正常尿液中不含胆红素。尿中BIL的检出是显示肝细胞损伤和鉴别黄疸的重要指标，在判断预后上也有重要价值。

1. 尿液胆红素检测的正常参考值

干化学试带法、氧化法：

尿BIL正常值为阴性。

2. 尿液胆红素检测阳性

(1) 肝细胞病变引起的黄疸，如病毒性肝炎、肝硬化、酒精性肝炎、药物性肝损害等，尿BIL—呈阳性。

(2) 阻塞性黄疸，由于胆汁代谢异常引起黄疸，如化脓性胆管炎、胆囊结石、胆道肿瘤、胰腺肿瘤、原发性肝癌等情况，尿DIL有可能呈强阳性。

（3）溶血性黄疸，由于某些因素引起溶血，红细胞破坏加大而导致的黄疸，如错误输血、药物中毒、严重感染等造成急性溶血所发生的黄疸。

3. 尿常规检测时应注意事项

（1）留尿的容器须清洁、干燥，且一次性使用。

（2）对婴幼儿，先行会(外)阴部消毒，切勿使尿液外溢或混入粪便。

（3）女性须行外阴冲洗后留取中段尿送检，严防混入阴道分泌物。禁在月经期留尿送检，以免经血干扰。

（4）男性留尿标本须避免精液、前列腺液的污染。

（5）尿液标本留取后须立即送检，避免光照、细菌污染。

尿胆原（UBG）

1. 尿胆原检测正常参考值

尿胆原正常值为阴性或弱阳性。

2. 尿胆原检测阳性　黄疸型肝炎、溶血性黄疸、中毒性肝炎等。肝细胞性黄疸尿胆原为阳性，溶血性黄疸尿胆原呈强阳性，而阻塞性黄疸尿胆原为阴性，故尿胆原检测有助于不同类型黄疸的鉴别。还见于顽固性便秘、肠梗阻、发热等。

尿酮体（KET）

1. 尿液酮体检测正常参考值

尿酮体（KET）为阴性。

2. 尿酮体检测异常

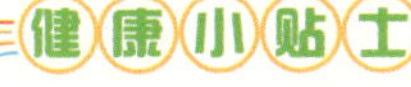

核桃山中宝，补肾又健脑

（1）严重糖尿病酮症酸中毒。

（2）严重妊娠反应妊娠呕吐。

（3）急性胃肠炎伴严重脱水，婴幼儿急性发热、呕吐、腹泻。

（4）中毒性休克、甲亢、长期禁食、过度饥饿等情况。

尿蛋白（PRO）

1．尿蛋白检测的正常参考值

PRO正常值为阴性。

2．尿蛋白检测异常

（1）肾小球性蛋白尿：见于急性肾小球肾炎、肾盂肾炎、肾病综合征、肾肿瘤等。

（2）肾小管性蛋白尿：见于肾盂肾炎、间质性肾炎、肾小管性酸中毒、肾小管重金属盐（汞、铅、镉）及药物（庆大霉素、多黏菌素B等）损害等。

（3）混合性蛋白尿（肾小球、肾小管同时受累）：见于慢性肾炎、慢性肾盂肾炎、肾病综合征、糖尿病肾病、狼疮性肾炎等。

（4）溢出性蛋白尿（肾脏正常，而血中有多量异常蛋白质）：见于多发性骨髓瘤、原发性巨球蛋白血症出现的本周蛋白尿、骨骼肌严重损伤及大面积心肌梗死时的肌红蛋白尿。

（5）一过性蛋白尿（生理性）：指剧烈运动后、发热感冒、精神紧张等应激状态下，或妊娠等也会有轻度的蛋白尿，时间短暂，随临床症状的好转蛋白尿消失。

尿液亚硝酸盐

1．尿液亚硝酸盐检测的正常参考值

铁不冶炼不成钢，人不运动不健康

尿液亚硝酸盐为阴性。

2. 尿液亚硝酸盐检测异常

(1) 尿液亚硝酸盐呈阳性反应，可由大肠杆菌、副大肠杆菌、变形杆菌、产气杆菌及绿脓杆菌等感染引起的泌尿系感染。

(2) 若由大肠杆菌、球菌、真菌或支原体等感染，它们不能使硝酸盐还原为亚硝酸盐，或尿在膀胱中存留时间较短或尿中缺乏硝酸盐，尿液亚硝酸盐检测呈阴性反应，但并不能排除泌尿系感染。

(3) 亚硝酸盐导致的食物中毒患者，其尿及呕吐物的尿液亚硝酸盐检测呈强阳性反应，这对急性食物中毒的鉴别诊断和救治都极有价值。

尿糖（GLU）

1. 尿液葡萄糖检测正常参考值

正常值为阴性。

2. 尿液葡萄糖检测异常

(1) 饮食性糖尿增高，健康人短时间内过量进食糖类，或在妊娠末期与哺乳期可有一时性的生理性糖尿。

(2) 暂时性糖尿增高，如剧烈运动后、头部外伤、脑出血、癫痫发作、各种中毒、皮质激素用量过多等。

(3) 持续性尿糖增高，见于我们大家熟悉的糖尿病、甲状腺功能亢进、某些内分泌疾患，如嗜铬细胞瘤等。

(4) 血糖正常性糖尿，又称肾性糖尿，常见于遗传性家族性糖尿、慢性肾炎等，患者空腹血糖及糖耐量实验均正常。

(5) 其他如脑肿瘤、感染、肝脏疾病、某些药物也可引起尿糖阳性。

健康小贴士

西红柿，营养好，貌美年轻疾病少

尿液酸碱度

1．尿液酸碱度检测的正常参考值

试带法（pH指示剂检测）：

尿液正常pH值：5.5～6.5。

2．尿液酸碱度检测异常

（1）尿液pH值降低，见于代谢性酸中毒、糖尿病酮症酸中毒、痛风及服用酸性药物后。

（2）尿液pH值增高，见于膀胱炎、代谢性碱中毒及服用碱性药物后。

（3）肾小管性酸中毒时，肾脏排酸能力下降，尿pH值可呈碱性。

（4）尿pH值测定亦可作为调整用药的指标。

健康小贴士

睡多容易病，少睡亦伤身

尿比重测量（SG）

尿比重指在4℃时尿液与同体积纯水的重量之比。

1．尿比重检测正常参考值

化学试带法：

成人尿比重正常值：1.015～1.025

晨尿比重最高，一般>1.020

2．尿比重检测异常

（1）尿比重增高见于急性肾炎、糖尿病、高热及脱水等。

（2）尿比重减低见于慢性肾炎、胶原性疾病、尿崩症、恶性高血压。

（3）正常人在极度缺水的情况下，由于远端肾单位的调节功能，尿液被高度浓缩，尿比重可很高。

尿液白细胞

健康成人的尿液中可以有少数白细胞。超过一定数量则为异常，白细胞尿中多为炎症感染时出现的中性粒细胞，已发生退行性改变，又称脓细胞。

1. 尿液白细胞检测正常参考值

正常情况下，每高倍视野可见0～5个白细胞(即0～5/HP)

2. 尿液白细胞检测异常

尿液白细胞增多：

A. 泌尿系感染，如急、慢性肾盂肾炎，膀胱炎，前列腺炎等。

B. 女性白带混入尿液时，也可发现较多的白细胞，故应留取中段尿送检。

尿液红细胞

在正常人的尿液中可有极微量的红细胞，如果尿中红细胞过多，可以形成肉眼血尿或镜下血尿。检查尿沉渣中的红细胞可用于辅助诊断泌尿系统疾病、出血性疾病、胶原性疾病及过敏性疾病、心血管疾病、泌尿系统邻近器官组织的疾病等。

1. 尿沉渣红细胞检测正常参考值

镜检法：

尿沉渣0～3/HP(HP代表高倍镜视野下)，>0～3/HP为镜下血尿。

2. 尿沉渣红细胞检测异常

(1) 泌尿系统疾病：对鉴别肾小球性和肾以下部位血尿有重要价值，有助于肾脏损伤定位诊断。其中变形红细胞血尿见于急、慢性肾小球肾炎；均一红细胞血尿多见于尿道炎、膀胱炎及泌尿系的肿瘤、结核、结石、创伤、先天性畸形、肾移植排异等。

(2) 非泌尿系统疾病：各种原因引起的出血性疾病，如血友病等。泌尿系统附近器官的疾病如前列腺炎、精囊炎、盆腔炎等患者尿中也

健康小贴士

药补食补，不如心补

可偶见红细胞。

（3）一过性生理血尿：正常人特别是青少年在剧烈运动、急行军、冷水浴、久站或重体力劳动后可出现暂时性镜下血尿。

尿沉渣管型

尿沉渣管型是尿液中的蛋白在肾小管内凝聚而成。尿内出现管型是肾实质病变的证据。

1．尿沉渣管型检测的正常参考值

镜检法：

透明管型　0或偶见／LP

其余各种管型均　0／LP

2．尿沉渣管型检测异常

（1）急性肾小球肾炎：见较多透明管型及颗粒管型，还可见红细胞管型。

（2）慢性肾小球肾炎：见较多细、粗颗粒管型，也可见透明管型，偶见脂肪管型、蜡样管型和宽大管型。

（3）肾病综合征：常见脂肪管型，易见细、粗颗粒管型，也可见透明管型。

（4）急性肾盂肾炎：少见白细胞管型，偶见颗粒管型。

（5）慢性肾盂肾炎：见较多白细胞管型、粗颗粒管型。

尿沉渣结晶检测

尿沉渣内时有适量的盐类结晶体。如在服用磺胺类药物后，会在尿内出现大量磺胺结晶，应即刻多饮水并停药。若某种结晶长期大量存在，应结合临床考虑，排除疾病因素。

1. 尿沉渣结晶检测正常参考值

正常尿液中可见的结晶有：磷酸盐结晶、草酸钙结晶和尿、酸盐等结晶。

2. 尿沉渣结晶检测异常

无论磷酸盐结晶、草酸钙结晶，还是尿酸盐等结晶如果长期大量存在，都有形成尿路结石的可能，所以要引起重视，调节饮食结构，以免导致泌尿系统结石的发生。

肝功能检查

丙氨酸氨基转移酶（ALT）

丙氨酸氨基转移酶，俗称转氨酶，广泛存在于肝、心、肾、肺、脑、睾丸、肌肉等器官组织，以肝细胞内活性最高，当肝脏发生炎症、坏死、中毒时，丙氨酸氨基转移酶即被损伤细胞漏出释放入血，故丙氨酸氨基转移酶是肝细胞受损最敏感的指标之一。

1. 丙氨酸氨基转移酶检测正常参考值

速率法：

正常值＜40U ／L

2. 丙氨酸氨基转移酶检测异常

（1）显著增高见于各型肝炎急性传染期、中毒性肝细胞坏死等。

（2）中度增高见于肝癌、肝硬化、慢性肝炎、急性心肌梗死等。

（3）轻度增高见于阻塞性黄疸及胆道炎症等。

（4）大叶肺炎、心肌炎、心衰时的肝脏淤血，以及多发性肌炎、肌

健康小贴士

养生在动，动过则损

营养不良等其他器官组织损伤也有不同程度的丙氨酸氨基转移酶升高。

3. 丙氨酸氨基转移酶检测时应注意事项

肝功能检查均需空腹，采不抗凝静脉血。

天冬氨酸转移酶（AST）

天冬氨酸转移酶主要存在于心肌、骨骼肌、肝脏组织，以心肌细胞含量最高，肝脏次之，肝损害时此酶漏出入血，是诊断肝细胞实质损害的主要项目，其检测值高低多与病情轻重相平行。

1. 天冬氨酸转移酶检测的正常参考值

速率法：

正常值<45U／L

2. 天冬氨酸转移酶检测异常

（1）如天冬氨酸转移酶的检测结果显著增高可考虑急性病毒性肝炎、酒精性或药物性肝损害、心脏疾患等，大手术后及急性心肌梗死，常于发作后6～12小时升高，24～48小时达最高峰，3～5天降至正常。

（2）中度增高见于肝癌、肝硬化、慢性肝炎、心肌炎等。

（3）轻度增高见于胸膜炎、肾炎、肺炎、疟疾、钩端螺旋体病、流行性出血热、肌营养不良、急性胰腺炎等。

病毒性肝炎血清标志物测定

甲型肝炎病毒抗体测定

甲型肝炎病毒（HAV）是引起急性甲型病毒性肝炎传染病的病原体，甲型肝炎病毒血清标志物的检测指标包括HAV－IgM和HAV－IgG。

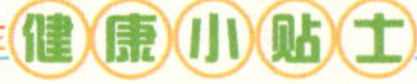

常打太极拳，益寿又延年

患者于发病后l～4周血清中即可检测出甲型肝炎病毒的特异性抗体。

1．甲型肝炎病毒抗体检测正常参考值

正常情况下检测结果为阴性。

2．甲型肝炎病毒抗体检测异常

A．HAV–IgM型抗体阳性，可诊断为急性甲型病毒肝炎。该抗体在血中阳性持续时间仅3～6个月。

B．HAV–IgG型抗体出现较HAV–IgM型抗体稍晚，是一种保护性抗体，可终身存在，阳性表示既往受过甲型肝炎病毒感染，可用于甲型肝炎的流行病学调查。

甲肝病素感染1周以后，抗HAV–IgG便升高，在3～4月时达到高峰，以后逐渐降低。抗HAV–IgG升高可保持多年。

3．病毒性肝炎血清标志物检测应注意

需空腹，采不抗凝静脉血。

健康小贴士

睡多容易病，少睡亦伤身

乙型肝炎病毒标志物测定

1．乙型肝炎病毒表面抗原(HBsAg)

乙型肝炎病毒表面抗原(HBsAg)为乙型肝炎病毒(HBV)表面的一种糖蛋白，是乙肝病毒感染后最早，即1～2个月血清里出现的一个特异性血清学标志物，可维持数周、数月至数年，甚至终生。HBsAg即我们俗称的“澳抗”。

(1) 乙型肝炎病毒表面抗原(HBsAg)检测正常参考值

正常情况下，乙型肝炎病毒表面抗原(HBsAg)为阴性。

(2) 乙型肝炎病毒表面抗原(HBsAg)检测异常

健康小贴士

宁可食无肉，不可饭无汤

乙型肝炎病毒表面抗原(HBsAg)阳性，表示受检者处于乙型肝炎病毒的感染状态。

A. 乙型肝炎潜伏期和急性期，大多于发病后4～5个月转阴。

B. 慢性或迁延性乙型肝炎活动期，与乙型肝炎病毒感染有关的肝硬化或原发性肝癌。

C. 慢性乙型肝炎表面抗原携带者，即肝功能已恢复正常而乙型肝炎表面抗原尚未转阴，或乙型肝炎表面抗原阳性持续6个月以上而患者既无乙肝症状，也无乙型肝炎病毒异常，即所谓的乙型肝炎表面抗原携带者。乙型肝炎表面抗原也可从许多乙肝患者体液和分泌物中测出，如唾液、精液、乳汁、阴道分泌物等。

2. 乙型肝炎病毒表面抗体

乙型肝炎病毒表面抗体(抗-HBs、HBsAb)是机体针对乙型肝炎表面抗原产生的中和抗体，它是一种保护性抗体，表明机体具有一定的免疫力。乙型肝炎病毒表面抗体一般在乙型肝炎表面抗原从血清中消失后出现，大多乙型肝炎表面抗原的消失和乙型肝炎病毒表面抗体的出现，意味着乙型肝炎病毒感染恢复期和机体产生了免疫力。

(1) 血清乙型肝炎病毒表面抗体(HBsAb)检测正常参考值

正常情况下，乙型肝炎表面抗体为阴性。

(2) 乙型肝炎病毒表面抗体(HBsAb)检测异常

乙型肝炎病毒表面抗体阳性见于：

A. 乙型肝炎处于恢复期，或既往曾感染过乙型肝炎病毒，现已恢复，而且对乙型肝炎病毒有一定的免疫力。

B. 是对接种乙肝疫苗后产生效果，即接种免疫成功的指标。

健康小贴士

一夜不睡，十夜不醒

3．乙型肝炎病毒e抗原

乙型肝炎病毒e抗原(HBeAg)是乙型肝炎病毒复制的指标之一，乙型肝炎病毒e抗原阳性表示患者的病情为活动性，其血清具有高度的传染性。血清中乙型肝炎病毒e抗原的持续阳性提示乙肝转为慢性，表明患者预后不良。

(1) 血清乙型肝炎病毒e抗原检测正常参考值

正常情况下，乙型肝炎病毒e抗原为阴性。

(2) 血清乙型肝炎病毒e抗原检测异常

乙型肝炎病毒e抗原位于乙型肝炎病毒颗粒的核心部分，血清乙型肝炎病毒e抗原阳性见于：

A．乙型肝炎病毒感染的早期，表示血液中含有较多的病毒颗粒，提示肝细胞有进行性损害和高度传染性。

B．乙型肝炎加重之前，乙型肝炎病毒e抗原即有升高，有助于预测肝炎病情，乙型肝炎病毒e抗原持续阳性，易转为慢性乙型肝炎。

C．乙型肝炎病毒e抗原(HBeAg)和乙型肝炎病毒表面抗原(HBsAg)均为阳性的孕妇，将乙型肝炎病毒传播给新生儿的概率较高。

4．乙型肝炎病毒e抗体

乙型肝炎病毒e抗体(抗–HBe、HBeAb)是乙型肝炎病毒e抗原(HBeAg)的对应抗体，但它不是中和抗体，就是说不能抑制乙型肝炎病毒的增殖。它出现于急性感染的恢复期，一般在乙型肝炎病毒e抗原(HBeAg)阴转之后，证明机体对乙型肝炎病毒e抗原(HBeAg)有一定的免疫清除力。

(1) 乙型肝炎病毒e抗体检测正常参考值

正常情况下，乙型肝炎病毒e抗体为阴性。

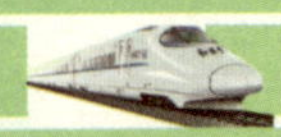

（2）血清乙型肝炎病毒e抗体（抗-HBe）检测异常

血清乙型肝炎病毒e抗体阳性见于：

A．多见于乙型肝炎病毒e抗原（HBeAg）转阴的患者，意味着乙型肝炎病毒部分被清除或抑制，病毒复制减少，传染性降低。

B．部分慢性乙型肝炎、肝硬化、肝癌患者可检出乙型肝炎病毒e抗体。

5．乙型肝炎病毒核心抗体

乙型肝炎病毒核心抗体（抗-HBc、HBcAb）是HBcAg的对应抗体，它不是中和抗体，是急性感染的早期标志性抗体。主要包括IgM和IGg两型，抗HBC-IgM对急性乙肝的诊断、病情监测及预后的判断均有较大的价值。因此常以抗HBC-IgM作为急性乙肝病毒感染的指标。

（1）血清乙型肝炎病毒核心抗体（抗-HBc）检测正常参考值

正常情况下，乙型肝炎病毒核心抗体为阴性。

（2）乙型肝炎病毒核心抗体（抗-HBc）检测异常

血清乙型肝炎病毒核心抗体阳性见于：

A．抗HBc-IgM阳性：是诊断急性乙型肝炎和判断病毒复制活跃的指标，并提示患者血液有较强传染性，抗HBc—IgM阳性还见于慢性活动性乙型肝炎。

B．抗HBc-IgG阳性：高滴度表示正在感染乙型肝炎病毒，低滴度则是既往感染过乙型肝炎病毒的指标，具有流行病学的意义。

6．乙型肝炎病毒DNA检测（HBV-DNA）

乙型肝炎病毒DNA（HBV-DNA）相当于完整的乙型肝炎病毒颗粒，只要体内检测到乙型肝炎病毒DNA，即可确定受检者存在乙型肝炎病毒感染，而且血液及体液具有较强的传染性。乙型肝炎病毒DNA载有病毒所

健康小贴士

性格开朗，疾病躲藏

健康小贴士

女子三日不断藕，男子三日不断姜

有遗传信息，可在机体细胞内复制繁衍乙型肝炎病毒后代的过程。

（1）乙型肝炎病毒DNA定性检测正常参考值

正常情况下，乙型肝炎病毒DNA为阴性。

（2）乙型肝炎病毒DNA定性检测异常

A．乙型肝炎病毒DNA检测阳性表明乙型肝炎病毒复制极具有传染性，如果同时丙氨酸转氨酶(ALT)升高，可考虑乙型肝炎诊断。

B．乙型肝炎病毒表面抗原(HBsAg)携带者、乙型肝炎病毒DNA检测阴性，表示病毒无复制；检测阳性则表明有乙型肝炎病毒复制并有传染性。

C．乙型肝炎病毒DNA检测，可以作为乙肝疫苗阻断垂直传播的疗效以及抗病毒等治疗效果的观察依据。

肾功能检测

肾脏患有疾病时会影响到肾脏的许多功能，临床常依据肾脏代谢功能的指标变化，来预测肾脏受累后损失的情况，肾脏疾病相关检测项目有以下几项。

血尿素氮（BUN）

血中尿素氮主要经肾小球滤过而随尿排出。当肾实质受损致肾小球滤过率降低，致使血中尿素氮浓度增加，因此尿素氮测定有助于观察肾小球滤过功能。血中尿素氮来源由肝脏合成，当严重肝功能不全时，其含量亦可减少。

1．血尿素氮检测正常参考值

成人3.2～7.1mmol /L

健康小贴士

寒从脚上起，病从口中入

2．血尿素氮检测异常

（1）肾性增高：见于急性肾炎、慢性肾炎、中毒性肾炎、严重肾盂肾炎、肾结核、肾血管硬化症、先天性多囊肾和肾肿瘤等引起的肾功能障碍。尤其是对尿毒症的诊断有特殊价值，其增高程度与病情严重性成正比，有助于病情的估计。

（2）肾前性增高：见于脱水、失血、休克、严重心衰、肝肾综合征、肾上腺皮质功能减退、重度烧伤、严重感染、糖尿病酸中毒、上消化道出血等。

（3）肾后性增高：见于前列腺肥大、肿瘤压迫所致的尿道梗阻或双侧输尿管结石等。

（4）尿素氮降低偶见于急性肝萎缩、中毒性肝炎、类脂质肾病等。

3．血清尿素氮检查注意事项

需空腹，取不抗凝静脉血。

血清肌酐（Cr）

血清肌酐检查主要是观察骨骼肌的肌酸代谢最终产物，是由肾小球滤过随尿排出的体内废物，肾小管基本不重吸收。血液中肌酐的浓度取决于肾小球的滤过功能，如果血中肌酐含量增高，是表示肾小球滤过功能受损的指标之一。

1．血清肌酐正常参考值

男性53～106 μmol／L

女性44～97 μmol／L

2．血清肌酐检测异常

（1）原发性和继发性肾脏损害，如急／慢性肾小球肾炎、多囊肾、肾移植后排斥反应等，尤其是慢性肾炎者，肌酐含量越高，预后越差。

（2）脱水、失血、休克和心力衰竭等。

（3）剧烈体力活动、肢端肥大症和巨人症也可增高。血Cr减少见于肌萎缩、严重肝病、白血病和肾功能不全。

3．血清肌酐检测注意事项

需空腹，取不抗凝静脉血。

血清尿酸（UA）

尿酸(UA)是体内核酸中嘌呤代谢的终末产物。由肾小球滤过，其中98%被肾小管重吸收和排泄。如发生肾小球滤过功能受损，可致尿酸血中浓度升高，是肾小球滤过功能受损的指标。另外机体嘌呤代谢紊乱产生尿酸过多也可导致高尿酸血症。

1．血清尿酸检测正常参考值

男性180～440μmol／L

女性155～357μmol／L

2．血清尿酸检测异常

（1）急、慢性肾炎、肾结核、肾盂肾炎、肾积水等。

（2）氯仿、四氯化碳及铅中毒等。

（3）痛风症。

（4）红细胞增多症、白血病及其他恶性肿瘤。

（5）降低见于：恶性贫血、范科尼综合征等。

3．血清尿酸检测注意事项

需空腹，取不抗凝静脉血。

4．血尿酸与痛风的关系

血尿酸与痛风虽有一定的相关性，但对痛风的诊断不是特异性的。一般情况下，血尿酸水平的升高可诱发痛风，而降低血尿酸水平可使痛风缓解，但医生告诉我们，痛风病人可能血尿酸正常，而易误诊为其他关节炎，同时其他关节病患者在伴有高尿酸血症时又容易被误诊为痛风病。因此，当我们有关节疼痛且血尿酸又升高时，切莫惊慌和盲目用药，一定找医生就诊以明确诊断。

由于痛风患者可因进食量的锐减、急性关节疼痛发作时的应激反应、疼痛发热时使用水杨酸及其复合剂等退热药，使血尿酸水平在正常范围内，所以当病人具备典型的痛风病史、症状及体征时，检测血尿酸即使正常，也不能排除痛风的可能性。反之，血尿酸增高也未必是痛风。

随着饮食结构的改变，我们每天摄入的富含嘌呤和高能量的食物过多，如虾、蟹、肉类、动物内脏及啤酒等，由此导致的代谢综合症——高血压病、高脂血症、糖尿病、高尿酸血症(含痛风)、脂肪肝及肥胖征等明显增多，且有年轻化趋势。这些疾病多能影响尿酸的代谢过程，使尿酸合成增加。据有关统计，在正常人群中有5%～10%的人血尿酸升高，60岁以上的人中约15%是高尿酸血症者，而发生痛风病者不足1%。

血清脂质检测

总胆固醇（TC）检测

人类总胆固醇是脂肪在血液中存在的一种形式，胆固醇在体内有许多重要功能。

1．血清总胆固醇检测正常参考值

TC<5.2mmol /L

2．血清总胆固醇异常

(1) 总胆固醇增高

A．胆固醇>6.2mmol /L为高胆固醇血症，是导致冠心病、心肌梗死、动脉粥样硬化的危险因素之一。

B．高胆固醇饮食、糖尿病、肾病综合症、甲状腺功能减退并发黏液性水肿。

C．肝外阻塞性黄疸，如胆道结石，肝、胆、胰腺肿瘤等。

（2）总胆固醇降低

A．严重肝脏疾患，如重症肝炎、急性肝坏死、肝硬化等。

B．严重营养不良，严重贫血患者。

C．甲状腺功能亢进和肝内阻塞性黄疸。

D．急性感染，如急性胰腺炎等。

3．血清脂质和脂蛋白检测时注意事项

（1）采血前2～3天尽可能少食含脂类食物。

（2）患者应近期无急性疾病、损伤或者外科手术史。

（3）需空腹，采不抗凝静脉血，分离血清进行测定，避免溶血。

三酰甘油（TG）

1．血清三酰甘油检测正常参考值

TG<1.70mmol／L

2．血清三酰甘油检测异常

（1）血清三酰甘油增高

A．动脉粥样硬化、肥胖症、高脂蛋白血症(I型、IV型、V型)。

B．严重糖尿病、痛风、甲状旁腺功能减退。

C．胰腺炎、迁延性肝炎、阻塞性黄疸、脂肪肝。

D．长期禁食或高脂饮食以及大量饮酒等。

E．妊娠和口服避孕药，以及更年期妇女采用雌激素替代疗法可致血清三酰甘油增高。

（2）三酰甘油降低

A．肝实质病变、暴发性肝炎时可降低。

B．甲状腺功能亢进、甲状旁腺功能亢进、肾上腺皮质功能不全。

C．恶病质、原发性p-脂蛋白缺乏症。

高密度脂蛋白胆固醇（HDL-C）

1．高密度脂蛋白胆固醇检测正常参考值

HDL-C>1.04mmol／L

健康小贴士

先睡心，后睡眼

2. 高密度脂蛋白胆固醇检测异常

降低因素可见于：

(1) 动脉粥样硬化、脑血管病、冠心病、高脂蛋白血症I型和V型。

(2) 重症肝炎、肝硬化。

(3) 糖尿病、肾病综合症、慢性肾功能不全、尿毒症等。

(4) 吸烟、肥胖者、严重营养不良以及应激反应后。

增高一般认为无临床意义，与遗传有关，但未被证明对冠心病有保护作用。

低密度脂蛋白胆固醇（LDL-C）

1. 低密度脂蛋白胆固醇检测正常参考值

LDL-C<3.12mmol /L

关于LDL-C数值供读者参考：

建议控制水平<3.12mmol /L

警惕水平3.36～4.14mmo1 /L

冠心病危险水平>4.14mmol /L

2. 低密度脂蛋白胆固醇异常

低密度脂蛋白胆固醇测定的意义同血清总胆固醇测定，但低密度脂蛋白胆固醇的增高更能准确反映动脉粥样硬化的危险度。

(1) 增高因素

A. 动脉粥样硬化、冠心病、脑血管疾病等。

B. 肝脏疾病。

C. 糖尿病、神经性厌食及妊娠等。

(2) 降低因素

A．营养不良、肠吸收不良。

B．慢性贫血、骨髓瘤。

C．严重肝脏疾病等。

心电图检查

心脏的规律跳动，形成了人体心脏功能的收缩和舒张期，此过程可产生微弱的生物电流。在心电图机上可以探测出这种周期性的心动电位变化，形成连续曲线记录下来的图形，对心血管疾病的诊断有重要意义。

心电图动态监测（Holter）

我们知道有些心脏的症状如心悸、心前区疼痛等不适，在普通心电图检查中难以显示，需要做进一步的心电图平板运动或24小时心电动态监测，对心肌梗死、心绞痛、心肌炎诊断有重要意义，也可用于手术麻醉等心电监护，以便对危重病人的监护。因为动态心电图检测，它能记录患者24小时的动态心电活动信息，以及与日常活动、症状之间的变化关系，并且携带方便，不影响患者的正常生活，尤其是对非典型性心绞痛有明显的异常捕捉作用。

心电图的改变可观察心脏房室的肥大、心肌受损(如心肌劳损、心肌炎)、供血不足(如冠心病)、各种心律紊乱、药物和电解质紊乱等，病变均可在心电图波形改变上作出相应的显示，如冠状动脉的供血不足，心电图可显示T波倒置，ST段的下降或呈弓背样抬高样改变，心肌梗死还可有异常Q的出现等。总之，心脏疾患离不开心电图的协助诊断。这种检查的特点是无不良反应，对患者也无不适感。心电图的

健康小贴士

白水沏茶喝，能活一百多

检查对心律失常和传导障碍的诊断，具有重要诊断参考价值。

心电图检查前患者不可进食过饱、冷饮及抽烟，最好平卧10～20分钟。如服用过钙类、钾盐、洋地黄药物，可引起心电图的变化。

心电图检查的作用

心电图检查就是利用心电图仪器检查心脏疾病，其作用主要有：

（1）对鉴别各种临床上暂时不能确诊的心慌、心悸、心律失常最有实际意义。

（2）帮助确定是否有心肌病变。如心肌梗死、心肌炎、心绞痛及慢性冠状动脉供血不足等。

（3）对急性心包炎、缩窄性心包炎可作为辅助诊断。

（4）提示心房、心室肥厚扩大的情况，从而协助临床医生诊断。例如风湿性瓣膜病、肺心病及先天性心脏病等。

（5）注意药物的影响。例如洋地黄、奎尼丁、吐根碱和某些抗癌药物(如阿霉素)等，在用药过程中对心脏的影响，心电图可及时反映。

（6）考虑电解质紊乱，例如血钾过高过低等。

（7）其他，做心脏手术和心导管检查时必备，通过心电图监测，可以及时反映心律与心肌功能情况，借此指导手术进行，并提示必要的药物处理。

胸部X线检查

胸部X线检查包括胸透和胸片两种。胸透简捷，透视时可以让受检者转动体位，以便从不同角度观察，费用比较低，但是不能留下透视的记录。胸片拍过以后，可以提供给大夫对比、复查。对一些较细微的病变分辨清楚，能仔细反复观察，分辨率较高。

胸部X线检查主要观察心脏大小形态，主动脉弓，肺野有无阴影或透亮、有无钙化点，支气管纹理有无增粗紊乱，肋膈角形态等方面。

若要百病不生，常带饥饿三分

从中可以鉴别各种不同类型的心脏病、动脉硬化、肺炎、支气管炎、肺气肿、肺结核、肺癌、纵隔疾病、胸膜腔疾病等。

CT检查

是电子计算机体层扫描的简称，是X线检查的一种特殊形式，它不是X线摄影，而是用X线对检查部位进行扫描，检测到的信号线经电子计算机处理，形成检查部位的横断切面图像。它具有高分率、能发现细微病变的优点，使传统的X线检查的诊断水平提高了一大步。

常用CT检查的适应以下范围。

1．头颅CT　能显示脑出血、脑梗死、脑肿瘤、脑萎缩、头颅脑外伤引起的骨折血肿等。

2．胸部CT　能显示肺癌、肺结核、胸主动脉瘤等。

3．腹部CT　能显示肝内占位病变，对肝硬化、胆道疾病、胰腺癌、胰腺炎、肾脏肿瘤、膀胱肿瘤、妇科肿瘤、前列腺肿瘤等疾病的诊断有协助作用。

4．脊柱和骨关节CT　对椎间盘突出、脱出，椎管狭窄的诊断率明显高于普通的X线照片，对骨肿瘤的诊断率也明显增高。

超声检查

超声检查对人体无负面影响，被查者容易接受，临床常用于反复多次检查。所以在心脏、腹部和妊娠情况对胎儿的检查时也常用，特别是对软组织的病变分辨率较高，医生常用于体液性与实质性病变的鉴别诊断，能够分辨肿瘤的形态，可对良性与恶性肿瘤诊断作初步的分析，但是对肺脏和胃肠道病变的清晰度分辨则较差。超声检查仪器轻巧、操作方便、价格低廉，缺点是分辨率低、微小病变显示不明显。

1．乳腺B超　可观察和鉴别乳腺炎、乳腺囊性增生症、乳腺囊肿、乳腺纤维腺瘤、乳腺癌等。

2．甲状腺B超　可观察和鉴别甲状腺肿大、结节性甲状腺肿、甲状腺炎、甲状腺腺瘤、甲状腺癌。

3．腹部B超　可以检查肝、胆、脾、胰、双肾、膀胱、前列腺、子宫、附件等。可观察脏器的形态、功能及有无异常病变以及病变的性质是弥漫性的还是局灶性的。胆囊的超声检查优于X线检查，是临床上的首选方法。

4．妇科B超检查　B超在妇科疾病中主要用于诊断以下疾病：子宫肿瘤、子宫畸形、卵巢囊性肿物、卵巢实性肿瘤、盆腔内炎性肿块或脓肿，诊断早期妊娠、流产和死胎、葡萄胎、异位妊娠(宫外孕)等。子宫、卵巢在B超检查中能很好显示，在病变增殖、肿大时，多含有液体或有包膜，很容易从B超中观察出来，B超检查还可用以判断盆腔内有无肿瘤，肿瘤是来自子宫或卵巢，良性或恶性。

妇科B超检查的方法有两种，应根据不同的检查方法作好检查时的配合，以取得最好的检查结果。

（1）经腹B超检查：此种方法应用最多，即将B超探头放在下腹部来观察盆腔内情况。此种方法检查需使膀胱充盈，即俗称的憋尿，因为只有膀胱充盈到一定程度，才能将子宫从盆腔深处挤到下腹部，从而用腹部B超观察到子宫及卵巢。所以，在作此检查前需多喝水。在检查前半小时至1小时需饮水1 000mL左右，并且要憋尿憋到最大的限度，否则，将会影响B超结果。为防止做B超时尿量不够，可随身携带水杯，以便于及时饮用。此种检查简单易行，但对老年人及尿失禁的人不太适用。

（2）经阴道B超检查：此种检查方法是在标准的经腹超声机上再设置一个合适的探头，探头须套上薄膜，可由检查者或病人自己将探头伸入阴道来进行检查，探查盆腔内情况。这种方法不需要憋尿，且由于接近子宫和卵巢，图像清晰，分辨率高，因此，检查结果较准确。但此种办法不适宜有出血者，如月经期、阴道不规则出血；亦不适宜有传染病者，如阴道炎、性病；其他的宫颈疾病、阴道疾病及一些外阴疾病者，以防止感染、交叉传染和引起出血等不良后果。如果自己有不适宜作经阴道超声的疾病，应及时提醒医生，避免作阴道超声。经阴道B超检查无须憋尿。

5．腹部彩超　采用腹部普通B超，如果发现腹部有占位性病变，医生常使用彩色B超作进一步的确诊。通过彩色B超了解病灶周围血流循环情况，对该病灶的性质作出相关的鉴别诊断。另外，高血压病人作肾动脉的彩色B超检查，可以了解有无肾动脉狭窄，鉴别是否肾动脉狭窄合并继发性高血压。

6．心脏彩超　称为“心脏彩色多谱勒”，能全面、系统地评价心血管的形态、结构、血流动力学状态和心脏功能，是临床诊断心血管疾病的首选方法，如诊断心脏瓣膜病、心肌病、心包病，以及高血压性心脏病、冠心病、肺心病、先天性心脏病、动脉病变及心脚肿瘤等。

7．脑血管经颅多普勒(TCD)　可以显示颅内动脉狭窄、脑血管痉挛、一定范围内的脑动静脉畸形，对于不明原因经常头痛、头晕者可给予此检查，有助于鉴别偏头痛、脑动脉硬化或椎动脉型的颈椎病。

8．颈动脉彩超　在中老年人群中，颈动脉粥样硬化是最常见，且最重要的一种血管病，它与短暂性脑缺血发作(TIA)和缺血性卒中密切相关，因此，早期诊断颈动脉粥样硬化是避免和减少脑血管意外发生的重要环节。彩色多普勒超声（俗称“彩超”）检查作为一项无创检查手段，具有简单易行、形象直观、无痛苦、无辐射等优点，不仅可以提供动脉粥样硬化斑块的形态学信息，还可以提供斑块造成的血流动力学改变的信息，目前已成为筛选颈动脉病变的首选方法。

（1）检查的准备：颈动脉彩超检查前一般不需要特殊准备，只要在检查前，把会影响检查的颈部饰物除去即可。如果是刚做完剧烈运动，则需要先休息5～10分钟，等呼吸及心率相对平稳后再进行检查。

（2）检查过程：检查时，患者一般不会有不适感。在脉冲多普勒超声检查时，超声仪器会发出“呜呜”的声音，这声音是血液流动时产生的多普勒频移信号，通过这种声音，医生可判断血管是否有病，患者大可不必过分紧张。整个检查过程仅需10分钟。

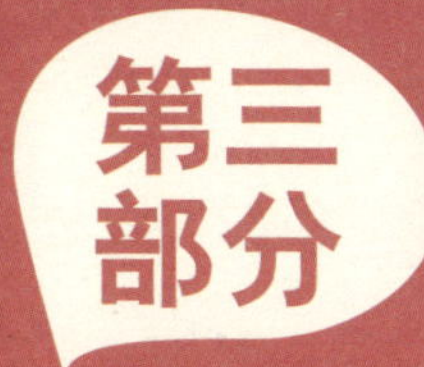

[职业防护]

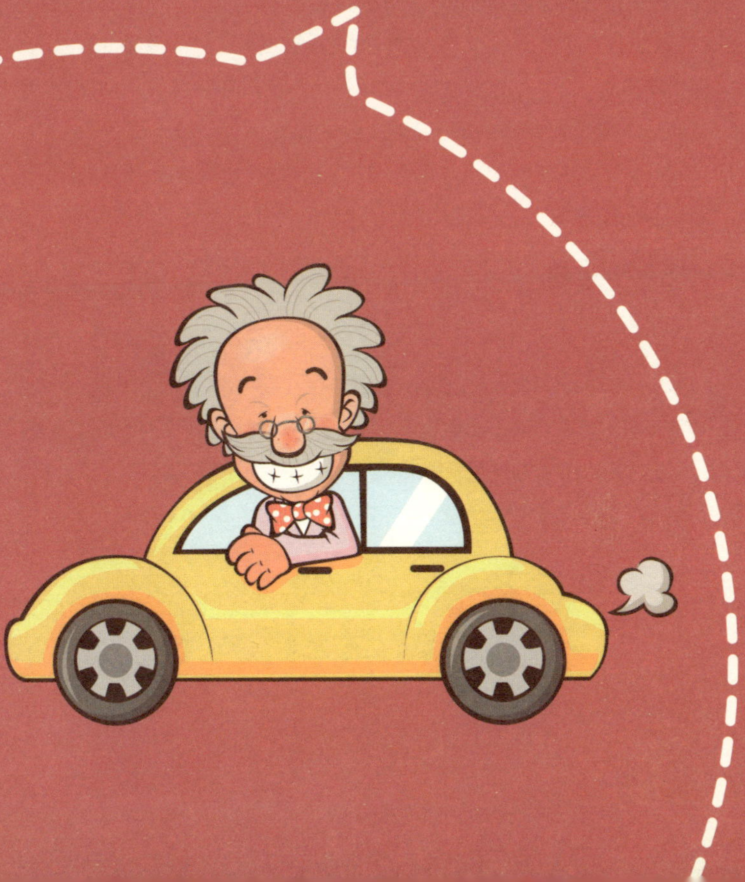

职业病主要有哪些种类

法定职业病有尘肺病、职业性放射性疾病、职业中毒、物理因素所致职业病、生物因素所致职业病、职业性皮肤病、职业性眼病、职业性耳鼻喉口腔疾病、职业性肿瘤和其他职业病10大类，共计115种。

一、尘肺

1. 矽肺；2. 煤工尘肺；3. 石墨尘肺；4. 碳黑尘肺；5. 石棉肺；6. 滑石尘肺；7. 水泥尘肺；8. 云母尘肺；9. 陶工尘肺；10. 铝尘肺；11. 电焊工尘肺；12. 铸工尘肺；13. 根据《尘肺病诊断标准》和《尘肺病理诊断标准》可以诊断的其他尘肺。

二、职业性放射性疾病

1. 外照射急性放射病；2. 外照射亚急性放射病；3. 外照射慢性放射病；4. 内照射放射病；5. 放射性皮肤疾病；6. 放射性肿瘤；7. 放射性骨损伤；8. 放射性甲状腺疾病；9. 放射性性腺疾病；10. 放射复合伤；11. 根据《放射性疾病诊断总则》可以诊断的其他放射性损伤。

三、职业中毒

1. 铅及其化合物中毒（不包括四乙基铅）；2. 汞及其化合物中毒；3. 锰及其化合物中毒；4. 镉及其化合物中毒；5. 铍病；6. 铊及其化合物中毒；7. 钡及其化合物中毒；8. 钒及其化合物中毒；9. 磷及其化合物中毒；10. 砷及其化合物中毒；11. 铀中毒；12. 砷化氢中毒；13. 氯气中毒；14. 二氧化硫中毒；15. 光气中毒；16. 氨中毒；17. 偏二甲基肼中毒；18. 氮氧化合物中毒；19. 一氧化碳中毒；20. 二硫化碳中毒；21. 硫化氢中毒；22. 磷化氢、磷化锌、磷化铝中毒；23. 工

健康小贴士

吃药不忌嘴，跑断医生腿

业性氟病；24. 氰及腈类化合物中毒；25. 四乙基铅中毒；26. 有机锡中毒；27. 羰基镍中毒；28. 苯中毒；29. 甲苯中毒；30. 二甲苯中毒；31. 正己烷中毒；32. 汽油中毒；33. 一甲胺中毒；34. 有机氟聚合物单体及其热裂解物中毒；35. 二氯乙烷中毒；36. 四氯化碳中毒；37. 氯乙烯中毒；38. 三氯乙烯中毒；39. 氯丙烯中毒；40. 氯丁二烯中毒；41. 苯的氨基及硝基化合物（不包括三硝基甲苯）中毒；42. 三硝基甲苯中毒；43. 甲醇中毒；44. 酚中毒；45. 五氯酚（钠）中毒；46. 甲醛中毒；47. 硫酸二甲酯中毒；48. 丙烯酰胺中毒；49. 二甲基甲酰胺中毒；50. 有机磷农药中毒；51. 氨基甲酸酯类农药中毒；52. 杀虫脒中毒；53. 溴甲烷中毒；54. 拟除虫菊酯类农药中毒；55. 根据《职业性中毒性肝病诊断标准与处理原则》可以诊断的职业性中毒性肝病；56. 根据《职业性急性化学物中毒诊断总则》可以诊断的其他职业性急性中毒。

四、物理因素所致职业病

1. 中暑；2. 减压病；3. 高原病；4. 航空病；5. 手臂振动病。

五、生物因素所致职业病

1. 炭疽；2. 森林脑炎；3. 布氏杆菌病。

六、职业性皮肤病

1. 接触性皮炎；2. 光敏性皮炎；3. 电光性皮炎；4. 黑变病；5. 痤疮；6. 溃疡；7. 化学性皮肤灼伤；8. 根据《职业性皮肤病诊断标准》可以诊断的其他职业性皮肤病。

七、职业性眼病

1. 化学性眼部灼伤；2. 电光性眼炎；3. 职业性白内障（含放射性白内障、三硝基甲苯白内障）。

八、职业性耳鼻喉口腔疾病

1. 噪声聋；2. 铬鼻病；3. 牙酸蚀病。

九、职业性肿瘤

1. 石棉所致肺癌、间皮瘤；2. 联苯胺所致膀胱癌；3. 苯所致白血病；4．氯甲醚所致肺癌；5．砷所致肺癌、皮肤癌；6．氯乙烯所致肝血管肉瘤；7．焦炉工人肺癌；8．铬酸盐制造业工人肺癌。

十、其他职业病

1．金属烟热；2．职业性哮喘；3．职业性变态反应性肺泡炎；4．棉尘病；5．煤矿井下工人滑囊炎。

机车乘务员常见的心理问题

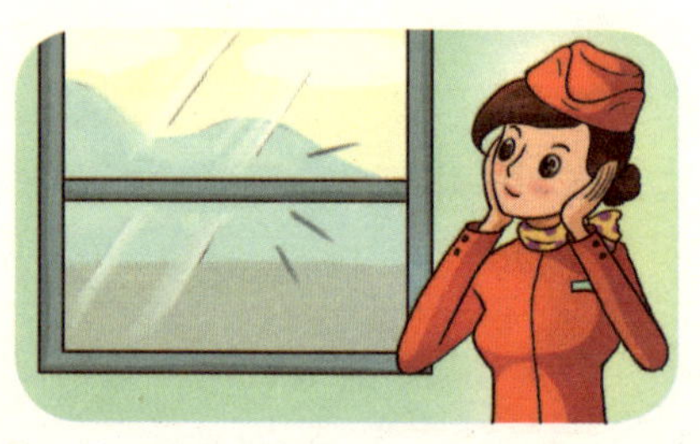

一是思想压力大；二是心理负担重；三是注意力过度集中；四是社会适应能力欠缺：包括适应各种环境的能力；人际关系的适应能力；处理、应付家庭和社会生活的能力；五是情绪抑郁或易激动。

机车乘务员如何构建内心的和谐号

机车乘务员是铁路运输安全的“排头兵”，所从事的工作标准高，要求严，责任大。由于职业的特殊，加上外界环境的影响和家庭生活琐事的干扰，机车乘务员或多或少会出现心理上的一些变化。

有这样一句顺口溜：高干不如高薪，高薪不如高寿，高寿不如高兴。要想构建内心的“和谐”，首先要心理和谐，也就是要有一颗平常心。既然人民给了自己伟大而光荣的职业，就要心情愉快、心甘情愿、责无旁贷地担负起人民的重托。其次是要情绪和谐，也就是要乐观地、心平气和地看待周围的人和事。开车前一定要丢掉任何的思想包袱，轻装上阵。第三要感情和谐，也就是要有宽容大爱之心，对待任何人、任何事要本着“吃亏是福”的态度，不要因为环境的变化、领导的批评、家庭的不和、儿女的不孝、疾病的困扰等等，而整天忧心忡忡、郁郁寡欢，甚至悲观厌世。有了愉悦的情绪、良好的心态，人体就会具有很强的抗病能力，若精神崩溃了，人的身体也就自然而然垮掉了。愿我们广大机车乘务人员的内心，都能像开着的机车一样，也是“和谐号”。

机车乘务员如何防范途中噪声

随着铁路现代化建设的到来和高铁技术的应用，机车乘务员受噪声的困扰已大大减少。在机车运行途中，为了确保乘务员精力集中，休息良好，而不至于出现情绪较大的波动，防范噪声对身体的影响也是很有必要的。机车乘务员在运行途中接触的噪声主要是电机发出电磁性声响、车轮与铁轨摩擦及车轮经过两轨连接处产生的声音、过隧道发生的混响、列车呼啸而过与空气摩擦的声音等。防范措施：保持平稳心情，避免急躁心理；途中经过隧道、山洞时，不妨张开嘴巴，放下窗户，司机室要随手关门；在机房巡视时，可以戴上耳塞；休息间要保持相对整洁、卫生、干净。

检车员在夏季高温酷热作业环境下如何防护

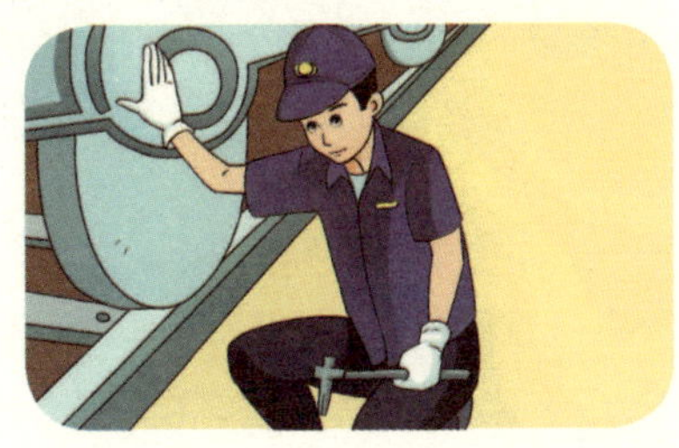

在夏季作业，必须供给足够的含盐饮料。一般每日供水量3.5升，盐20克左右。需要注意的是饮水时不可快饮暴饮，要少量多次，每次饮水量最好为150～200毫升，水温以

15℃～20℃为宜。在饮食方面应适当多吃优质蛋白质含量高的瘦肉、鸡蛋、牛奶和豆制品、含钾丰富的豆类和含钙镁丰富的鸡蛋、虾皮、牛奶以及含维生素丰富的水果和蔬菜等。

应保持工作环境通风。加强个人防护，工作服应选择耐热、通气性能良好、导热系数小的织物制成，宜宽大，便于操作。并保证有充足的睡眠。

检车员在冬季低温寒冷作业环境下如何防护

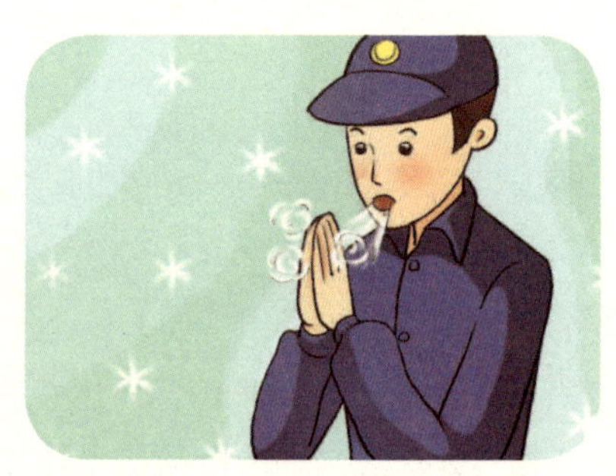

保温防寒。冬季气温低，手部、头部、颈部、脚部较易受冻，因而应注意这些部位的防寒保温，可随时摩擦双手和耳朵，适时垫脚、锻炼。忌穿潮湿的衣服、鞋袜，同时，手脸洗完要擦干后方可外出。手、脸等暴露部位，可以涂一些油性大的护肤霜。

注重食物保健。冬季宜多吃些富含维生素A的食物，如猪肝、禽蛋、鱼肝油等，还可常吃芝麻（麻油）、黄豆、花生等食物。适当多吃高蛋白、高热量、高脂肪的食物，可有效提高御寒能力。

检车员为何要特别注意个人卫生

列车检车员工作时间长，工作面广，需要良好的身体素质才能够胜任。鉴于检车员不但工作比较紧张繁忙，而且接触不洁物质的几率也比较高，同时还需要承受比较大的心理压力，免疫力很容易下降，所以一定要特别注意个人卫生，要做到：工作时尽量佩戴口罩；吃东西前一定要彻底清洗双手；便前便后也要彻底清洗双手；每天工作完毕要洗澡；回家前要将工作服换下并清洗干净。

健康小贴士

豆类是个宝，钙磷铁不少

铁路职工如何释放工作压力

暴力减压。"随身带个小皮球，郁闷时偷偷捏一捏。"美国一个专为男性白领排忧解难的服务网站建议。随身携带一个网球、小橡皮球或是什么别的，遇到压力过大需要宣泄的时候就偷偷地挤一挤、捏一捏，对缓解工作压力有比较明显的效果。

食物减压。一项最新医学研究发现，某些食物可以非常有效地减少压力。比如含有DHA的鱼油，鲑鱼、白鲔鱼、黑鲔鱼、鲐鱼是主要来源。此外，硒元素也能有效减压，金枪鱼、巴西栗和大蒜都富含硒。维生素B家族中的B2、B5和B6也是减压好帮手，多吃谷物就能补充。工作的间隙，可以来一杯冰咖啡，能够很好地舒缓心情。在饮食上下点工夫，可谓举手之劳。

写作减压。"把烦恼写出来。"美国心理协会倍加推崇写作减压这种方式，写作的内容是什么呢？你的压力体验，你生理、心理上的一切烦恼。写作是一种效果显著的减压办法，只要一支笔一张纸走到哪里都可以进行。在美国，不仅医院大夫鼓励病人记病床日记，就连一些书店也开始卖空白病历日志，甚至还有专门的书籍和杂志指导病人如何操作。

睡眠减压。有了旺盛的精力，才能抵制住压力的侵袭，睡眠便是

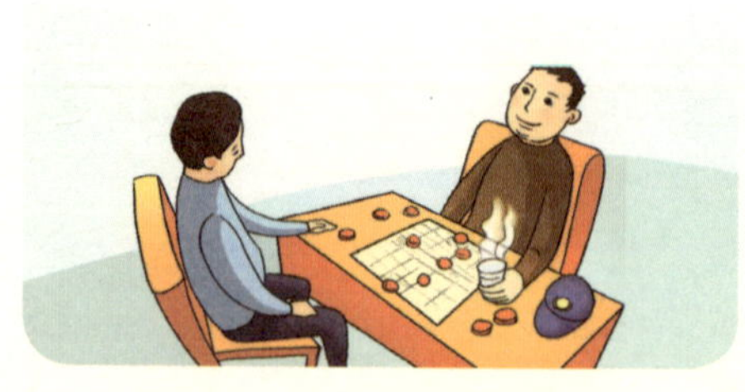

一个重要保证。睡觉前少量吃些小点心，只一点点是不会发胖的，这样夜里就不至于因为饥饿而惊醒。金枪鱼、火鸡精肉、香蕉、热牛奶、中草药茶等食物都可以催眠。

自我价值的肯定。工作不但是我们生存的手段，还是自我价值的体现。我们需要别人的肯定，更需要自我的认可。作为一个高铁时代的铁路建设者和创造者，我们无上光荣。收获是种满足，奉献也是一种幸福。

学会倾诉和转移压力。每个人的情绪在不同的时期都会有高潮和低谷，面对压力和愤懑，最好的处理方式就是释放出来。找上三五知己，闲暇之余，打打牌，踢踢球，或是一起喝茶聊天，逛街购物，相信在其乐融融的大环境中，你的烦恼和忧愁会消失得无影无踪。

培养积极的兴趣爱好。有一两个积极的兴趣爱好，不但可以丰富我们的生活，还可以有效地排遣压力、分解压力。登山、打羽毛球、收集邮票、书法绘画，徜徉在属于自己的小世界里，估计你想不乐都难。

探伤工如何防护

严格按照职业规程操作，做好职业防护，如按工作需要穿戴铅衣、铅围裙、铅帽、铅眼镜、铅手套等。随时调整遮线器，尽量缩小照射

健康小贴士

鱼生火，肉生痰，粗粮淡菜保平安

野，严禁工作人员身体任何部位进入照射野。定期进行护具的检查，对不合乎要求的护具，立即更换。按要求定期进行防护检查，如每年一次的系统体检等。适当增加营养，增加室外活动，避免过于劳累，严格休假管理。

喷漆工如何防护

一是工作环境一定要通风良好；二是严格遵守操作规程，个人防护用品一定要穿戴整齐，做到“三紧”，即领口、袖口、袜口要紧，天气炎热时不能随意减掉保护用品，更不能“赤膊上阵”；三是工作场所不要喝水、吃东西和吸烟，有吸烟不良嗜好的职工，一定要加以克制；四是工作结束后，及时更换脱下来的防护用品，并归整到固定地方，个人用品专人专用，不能穿上工装吃饭、休息、逛街等，也不能穿时才用，平时锁起来不管，应及时清洗；五是及时用温水清洗鼻腔、口腔、双手、脸等，有淋浴设施及时洗淋浴澡；六是注意加强营养，平时多吃些新鲜蔬菜和水果，多喝绿茶、菊花茶、绿豆汤、生理盐水等。

健康小贴士

清心生活贪欲少，清醒头脑睡得早

电焊工如何防护

在电焊作业过程中，会产生火、光、热、气体、烟尘等对人体的不良因素。电焊工在加强自我保健方面主要应做到：①作业时必须穿电焊防护服、穿绝缘鞋、戴防护眼镜、戴专用绝缘手套、戴防护口

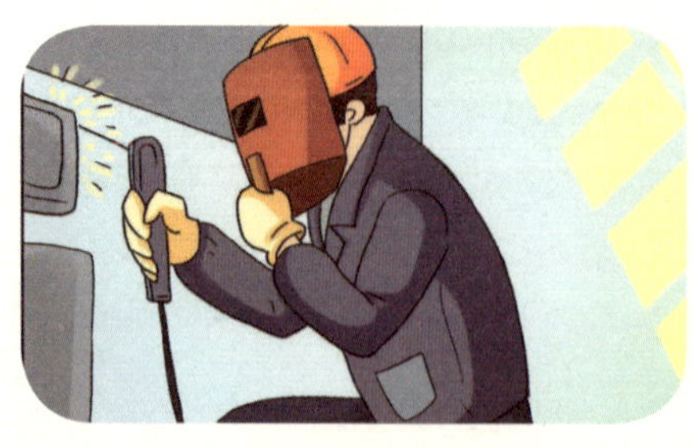

罩，严格按操作规程作业。②作业现场要远离易燃、易爆物品，以免引起火灾。③禁止雨天露天施焊；在特别潮湿的场所焊接，人必须站在干燥的木板或橡胶绝缘片上，防止触电事故发生。④应在通风较好的情况下从事电焊作业、室外作业，下风口避免站人。⑤对刚焊接的部位应及时用石棉板等进行覆盖，防止脚、身体直接触及造成烫伤。⑥在清理焊渣时应戴防护镜。⑦禁止不戴电焊面罩、不戴有色睛镜直接观察电弧光；尽可能减少皮肤外露，夏天禁止穿短裤和短褂从事电焊作业；有条件的可对外露的皮肤涂抹紫外线防护膏。⑧避免长时间采取一种强制体位作业，根据工作进度，适时更改体位。⑨平时多食用一些对眼睛有益的食品，如：动物肝脏、乳类、蛋黄、新鲜水果、红枣、胡萝卜、菊花茶等。

接触酸碱溶液时如何防护

一是工作场所通风换气良好。二是作业时严格遵守操作规程，穿好防护服，戴防护手套、口罩、帽子，根据工作实际和作业环境，有必要时戴防护眼镜。三是养成良好的习惯，不能把茶杯、饭盒敞开放在操作间，喝水、吃东西时，尽量远离有酸、碱溶液的环境。四是工作结束后，及时清洗手、脸等易暴露的皮肤，有条件时最好洗淋浴澡，

辨症施治，对症下药

注意水温不要过高，水温高会促使有害物质经皮肤吸收。若不小心，酸溶液溅到皮肤上，应先用干净布迅速拭去，然后用大量水冲洗，最后再涂抹碳酸氢钠稀溶液。进入眼睛，直接用大量水冲洗，边洗边眨眼；碱溶液溅到皮肤上，应先用干净布拭去，然后用大量水清洗，最后涂抹稀硼酸稀溶液，进入眼睛，应立即用2%硼酸溶液清洗。

接触粉尘时如何防护

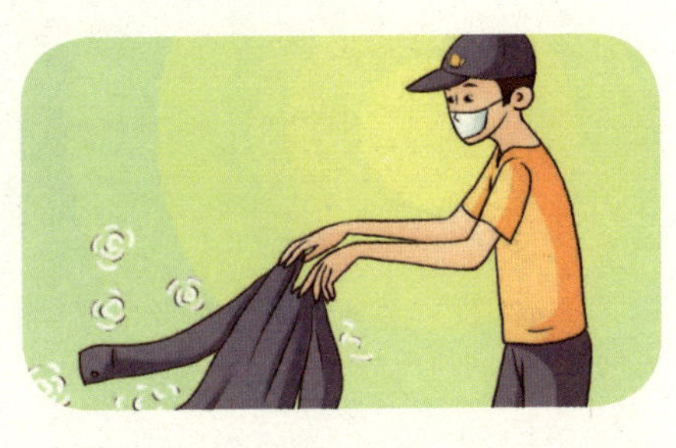

首先作业时穿戴好防护服、防护口罩；其次及时用湿抹布、湿拖把等清除工作环境中的粉尘；三是工作结束后，及时更换防护服，脱下的防护服不要随手一扔，应在室外无人处，戴上口罩充分抖落防护服上的粉尘；四是用流动水清洗手、脸等易暴露的皮肤，并反复冲洗口腔、鼻腔，尽量咳出喉咙中的痰液。

接触苯、汽油、柴油等清洗液或溶剂时如何防护

苯、汽油、柴油等清洗液或溶剂具有挥发性、可溶性和易燃性等特性，在检修车间、设备车间会经常用到。健康防护应注意以下几个方面。①车间通风换气良好。②配备防护服、防护帽、口罩等防护用品。③定期对车间进行监测，确保逸散在空气中的浓度符合相关法规要求。④定期对职工进行健康体检，监测职工在工作期间的健康状况变化，制定科学合理的操作规程，进而保护职工健康。⑤个人防护：

工作时，一定要穿防护服装，严格遵守操作规程；工作场所严禁吸烟，吸烟既吸进了香烟中的毒物，同时也吸进了漂浮在空气中的有害物质；不要在工作场所喝水、吃东西，以减少有害物质借消化道进入肌体；养成良好的习惯，不能把茶杯、饭盒等敞开放在操作间，也不能着工装就餐，甚至于完工后，叫上三朋四友工装不脱，手、脸不洗，豪吃狂饮，不但增加了皮肤、呼吸道吸收有害物质的机会，也增加了消化道吸收有害物质的机会，加上酒精对肝脏的伤害，实为自我摧残健康；工作结束后，应及时清洗手、脸等易暴露的皮肤，条件许可最好洗淋浴，注意水温不要过高，水温高会促使有害物质经皮肤吸收。

接触蓄电池时如何防护

大家知道，蓄电池中含有铅、镍、镉等金属和酸、碱等电解液，如果不注意健康防护，就有可能给人体带来不同程度的伤害，所以工作中应注意采取必要的防范措施。①车间要通风良好，尽量减少空气中粉尘、金属微粒、废气等停留的时间和浓度。②定期对车间环境进行监测，及时掌握工作环境中分布情况，把有害成分控制在标准范围内。③防止滴、漏、渗、流等现象，接触溶液时需戴防护手套、口罩，穿防护服，避免液体沾到或溅到皮肤上。④废旧蓄电池不要乱扔，按要求堆放和回收。⑤定期进行健康检查，了解健康状况、早期发现疾病线索和健康隐患，采取有效措施。⑥注意每天养成定时排便的习惯，缩短粪便在肠道内的停留时间，及时排出粪便中的毒素。每天清晨空腹喝一杯温开水，有利于大便通畅以及毒素从尿液中排出；

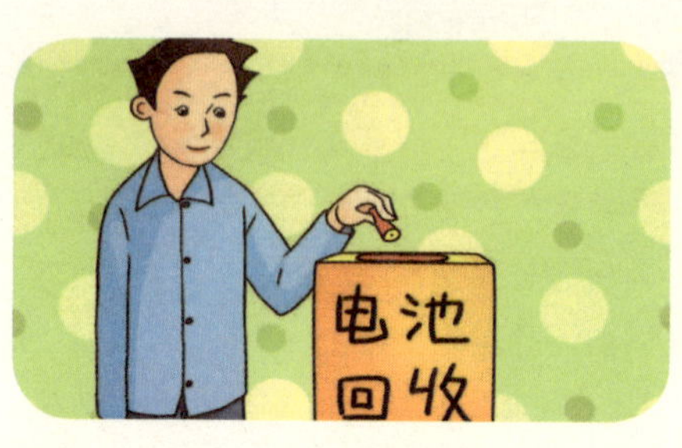

健康小贴士

动则不衰，用则不退

每天到室外空气清新处做深呼吸运动，深吸气时缓缓抬起双臂，然后主动咳嗽，使气流从口、鼻中喷出，咳出痰液；平时多食用或饮用一些有益于减少体内毒物的食品或饮品，如动物血、海带、紫菜、韭菜、无花果、胡萝卜、黄瓜、魔芋、黑木耳等；吃东西不要太快，多咀嚼，这样能分泌较多唾液，中和各种毒性物质，排出更多毒素。

工电系统职工夏季户外作业注意事项

铁路工务、电务系统在线路维护、检修和日常巡查工作时，常常进行户外作业，特别是在夏季，要注意以下事项。

防止中暑。夏季外出作业时应穿浅色宽松的衣服，这样吸热慢、散热快、便于劳动，也可以戴草帽，草帽对阳光有一定的遮挡作用，效果好，利于散热，不易中暑。夏季作业要提早进入作业地点，在上午气温还比较低的时候进行工作，到了中午气温升高后适当休息，下午三四点钟气温有所下降以后再进行工作，作业时间避开气温较高的中午。夏季高温，作业期间出汗多，应多喝些盐开水或盐茶水，喝水要少量多次地喝，才能起到预防中暑的作用。另外夏季外出作业时应带些防暑药物和常用药物，如清凉油、风油精、霍香正气水等。

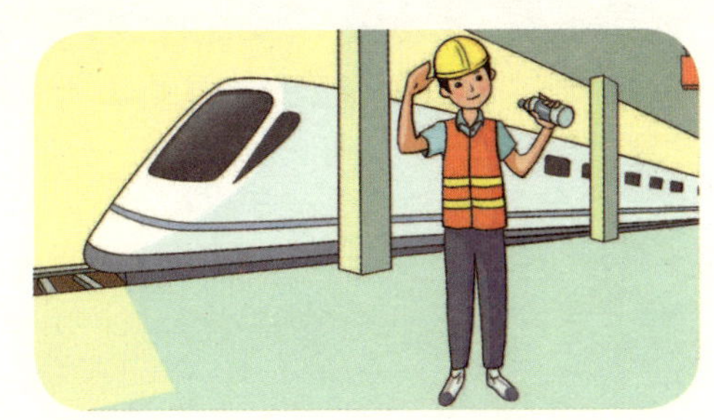

预防日光性皮炎。

外出时做好防护如打伞、戴草帽、戴手套等。还可以外用一些防晒霜，如反射性遮光剂，15%氧化锌软膏；5%二氧化钛乳剂；5%对氨基苯甲酸乳剂或酊剂等。可于曝晒前15分钟涂抹在暴露部位的皮肤上。

注意饮食卫生，防止消化道疾病。要到卫生设施条件好、餐料新鲜的饭店就餐，尽量不吃凉菜，防止急性肠胃炎。同时在外作业期间不要食用野生菌、野生植物，防止误食有毒植物，引起食物中毒。

工电系统职工夏季户外作业如何饮食饮水

夏季天气炎热，在户外作业时，由于大量出汗，人体在失去水份的同时汗液带走了大量的电解质，因此要做到以下几点，掌握好科学饮食和饮水技巧。

在作业的过程中要少量多次喝水，不要等到口渴才喝水。如果作业时间长中间不便喝水，应在作业前适当喝水。水的温度不能过低，防止引起消化系统的不适和疾病。携带的饮用水要适量地加点盐，用于补充由于人体大量出汗带走的无机盐。配制的办法是，在500毫升饮用水里加上1克盐。

受夏季炎热气温的影响，人体消化功能容易减退，要特别注意饮食卫生。不吃过期变质食物；生吃瓜果要洗净削皮；少吃凉菜、不生吃或半生吃海产品；剩余食物要充分加热再食用。在早、晚餐时喝点粥，既能生津止渴，清凉解暑，又便于补养身体。食物要清淡少油、易消化，并注意调整花色品种，有利于增强食欲，促进健康。夏季最好少吃过于油腻和热性的食物，如羊肉、狗肉等，也要少吃冷饮。多食用鱼、蛋、

房宽地宽不如心宽

奶、豆类、芹菜、番茄、黄瓜、西瓜、甜瓜等，能够清热、利湿，补充足够的蛋白质、维生素、水和无机盐。

工电系统职工夏季户外作业如何保持平和心态

工务电务系统职工夏季户外作业时，由于环境气温高，人体不适，身体易疲劳，反应力降低，面对生活和工作压力应从以下几个方面进行调整。

1. 要热爱自己的工作。不热爱工作，对工作就没有兴趣，思想也会不安定，情绪苦闷，就没有积极性和创造性。工作是我们生存的手段，作为一名铁路的建设者和创造者在平凡的工作中，在完成一定的工作后会有成功的满足感和幸福感，努力愉快工作是人生的一种价值体现。随着铁路建设的高速发展，我们的工作方式和环境也会不断的改善。可以合理安排生活与作息，适量运动，保证休息。饮食应着眼于清热消暑、健脾益气，最好吃些清淡少油、易消化的食物。少喝冷饮，不可多吹空调，保持良好体质。

2. 适当倾诉。当感到工作、生活中有烦恼和不顺心的事之后，切勿忧郁压抑，可向朋友或同事倾诉，以取得内心感情与外界刺激的平衡，从而缓解情绪。严于律己、宽以待人、相互帮助，协调好身边的人际关系，营造和谐愉快的工作环境。

3. 忘却和暂时放下不良情绪。忘却也是保待心理平衡的好办法，很多事情换一个时间和角度再去对待，你就会发现不一样了。另外事物都有有利和不利的一面，多看好的方面，向好的方面发展，很

健康小贴士

千保健，万保健，心态平衡是关键

多事情其实不像我们想得这么难。有了好的心态，我们就可以健康地生活、愉快地工作，有了积极向上的精神动力，我们的工作会做得更好。

工电系统职工冬季户外作业注意事项

我国幅员辽阔，冬季作业广，特别是近年来气候变化异常，雨雪冻冰灾害时有发生。寒冷环境对人体健康和作业能力常常造成影响，工务电务系统职工冬季户外寒冷环境中作业时，在严格遵守操作规程的同时，还应注意以下事项。

患慢性病、营养不良、饥饿、疲劳、创伤等全身抵抗力降低的人员易发生寒冷损伤。这部分人员户外作业要加以防护。应选择身体状况良好的人员执行户外作业任务，以减少寒冷损伤的发生。为防止体温散失，体表血管就会收缩，引起血压升高。如有心脑血管慢性疾病，应定期检测血压，要做好基础疾病的防治。

户外作业衣着要保暖、轻便、不妨碍操作。如果防护不当会导致局部或全身温度降低、工作能力下降，甚至引起寒冷损伤。应加强现场工作的组织实施，避免长时间在寒冷的户外停留。无掩蔽场所时，应选择避风处，经常揉搓手和颜面，跺脚，促进血液循环。如生火取暖，则要预防火灾和烧伤。户外拆卸、维修操作时，不宜赤手直接接触铁等金属物体、燃油等，避免冻伤。

健康小贴士

饥不暴食，渴不狂饮

工电系统职工冬季户外作业如何饮食饮水

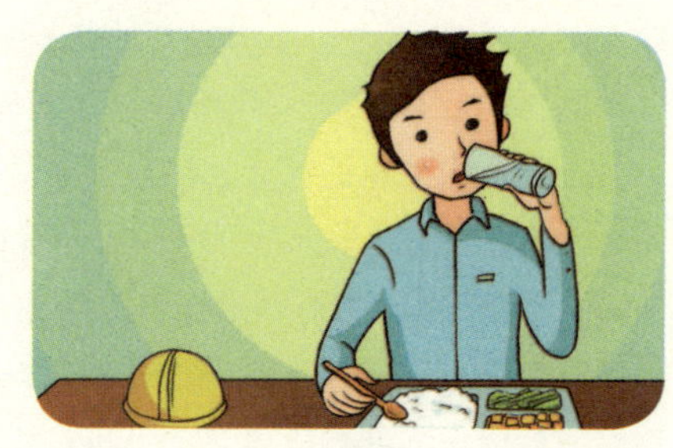

在寒冷环境户外作业时机体散热增多，在冷环境中作业时机体的热量需求比温暖环境增加25% ～50%，重体力劳动时需提供更多热量。饮食和饮水要做到以下几点。

饮食要保证充足的热量和营养。高脂饮食有利于机体耐寒。如炖肉、火锅等。同时要多吃淀粉类食物。多摄取有根茎的蔬菜，如胡萝卜、百合、山芋、藕、大白菜、青菜等。可增加饮食中无机盐供给。含钙较多的食物如虾皮、牡蛎、花生、牛奶等可提高机体御寒能力。常食生姜能促进血液的循环，可发汗，并有促进胃液分泌以及肠管蠕动、帮助消化、增进食欲的作用。食用热饮、热食可补充热量，有利于保暖。睡前给寒冷环境中作业的人员补充一顿热餐，有助于温暖身体，易于入睡。

冬天虽然人体出汗少，但组织液通过皮肤蒸发在不知不觉中会失去不少水分。在寒冷环境中，人体口渴的感觉不像夏天那样难以忍受，明显脱水前大部分人不会感到口渴。冬季人体只要损耗5%的水分而未及时得到补充，皮肤就会皱缩，人便会感到疲劳、烦躁、头痛、头晕和无力，甚至会诱发疾病。因此不能忽视饮水。每人每天应饮水3～4升，少量多次饮用。最好在早上、中午、下午和晚餐后各饮500毫升水。

工电系统职工冬季户外作业如何保持平和心态

随着冬天的到来，周围环境变得萧瑟。同时白天短、天气凉，人们活动减少，日常生活单调，很多人会感觉没精神、烦躁不安，而且感到压力很大，从而导致在工作和生活中出现失误，人际关系紧张，自己更加烦闷。这是冬季抑郁的症状，俗称“冬季心理流感”，是一种常见的心理障碍，可用以下方式进行调整。

正确认识冬季抑郁，让自身适应环境的变化，稳定自己的情绪。多晒太阳，因为冬季光照时间短，是情绪抑郁的重要原因。多参加户外运动，通过体育锻炼调整机体的神经功能，减轻紧张、易怒、焦虑、抑郁等状态，让人保持饱满的精神状态。多和别人沟通交流，多找亲朋好友倾诉，多参加集体活动。可在生活中有意识地使用一些鲜艳、温暖的颜色，用色彩调节心情。

健康小贴士

——　症现于四肢五官，病存于五脏六腑

高空作业的禁忌症

高空作业人员的身体条件要符合安全要求。患有高血压病、心脏病、贫血、癫痫病等人员不适合从事高空作业；疲劳过度、精神不振和思想情绪低落人员要停止高空作业；严禁酒后从事高空作业。未经过专门的业务培训、未取得特种作业资格证书的人严禁从事高空作业。

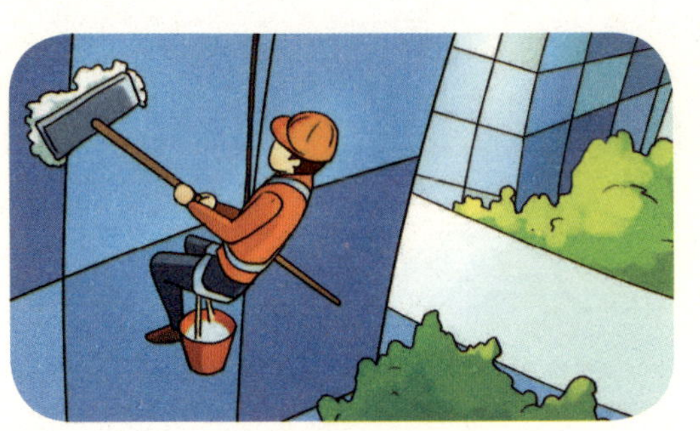

列车乘务员如何预防消化性溃疡

列车乘务人员因其工作的特殊性，容易引起消化性溃疡，因此列车乘务人员要注意：就餐要定时，宜吃易消化富含营养的食物，不要暴饮暴食，切忌空腹上班和空腹就寝；起居要有规律，睡眠要充足，对于夜班班组的人员，在白天要充分休息，注意劳逸结合，避免劳累和精神刺激；树立乐观情绪，消除焦虑，不要长期处于紧张状态；戒除不良生活习惯，减少烟、酒、辛辣、咖啡等的刺激；加强身体锻炼，提高机体功能状态和免疫力。

健康小贴士

一天一把枣，一生不显老

列车乘务员如何预防泌尿系统疾病

1．注意个人卫生，防止细菌侵入和病菌感染。穿棉质内衣裤并经常更换，以保持干爽，避免穿紧身不透气的裤子。乘务人员不要使用公共浴池、浴盆洗浴，不要坐在未经消毒的马桶上，不要与他人共用毛巾。

2．要多喝水、少憋尿。工作及休息时应多喝水，勤排尿，防止尿液滞留膀胱过久。

3．注意排便后正确擦拭。排便后，应由前向后擦拭，以预防泌尿系统感染。

4．要加强身体锻炼，增强体质，提高机体免疫力。

健康小贴士

刀闲易生锈，人闲易生病

列车乘务员如何预防皮肤病

列车乘务员因其工作性质缘故，流动性大，接触人员较多，预防皮肤病应注意以下几点。

1. 要注意个人卫生，保持皮肤清洁。列车乘务人员在接触票据、行李等物品后，要及时洗手。

2. 注意护肤产品的选择。应避免使用含油脂过多的护肤品，以防阻塞毛孔。

3. 尽量避免外伤，如出现伤口，应该及时消毒，并保持清洁，尽量使其干燥，不给病原菌提供温暖潮湿的环境。

4. 少吃辛辣等刺激性食物；保持心情愉快；多喝水、多吃蔬菜和水果；戒除不良生活习惯，如抽烟、喝酒等。

5. 出现问题时应积极治疗，避免抓挠、挤压。

6. 适当参加体育锻炼，增强体质，提高免疫力和皮肤的抗病能力。

另外在夏季炎热季节，还要注意避免蚊虫叮咬，以免发生虫咬性皮炎。

健康小贴士

先睡心，后睡眼

列车乘务员在高原环境下如何健康防护

1. 就业前要进行全面的体检，有心、肺、脑和血液等系统疾病的患者，不适宜进入高原。

2. 高原气候多变，尤其是早、晚气温偏低，要注意保暖，防止因受凉而引起上呼吸道感染。

3. 合理饮食。应选择易消化的食物，多食用富含维生素的蔬菜、水果等。不可暴饮暴食，晚餐时应注意不可过量，以免增加胃肠道的负担，使心肺受压，造成胸闷心慌。

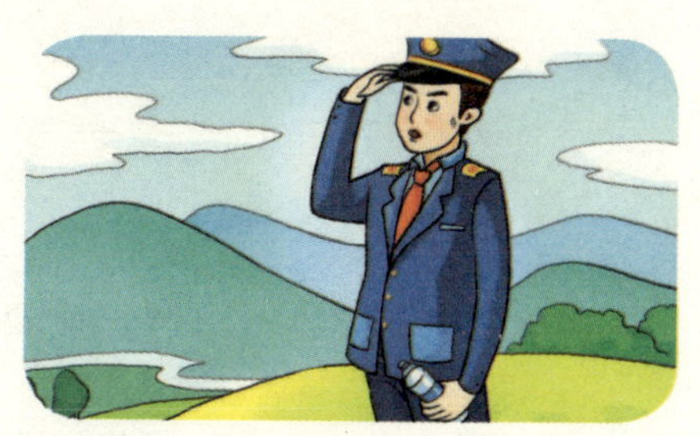

4. 保持充足的睡眠。

5. 不要饮酒和吸烟，平时应加强体育锻炼，增强身体素质。

6. 一旦发生高原反应也不必恐慌。如果反应较小，可采取静养的办法，多饮水，少运动，一般一段时间后就会消失或减弱；如果反应较重，可到医院进行治疗。

列车乘务员怎样克服烦躁心理

列车乘务人员的工作是铁路对外的窗口，是铁路形象的代表，在工作中他们会遇到形形色色的旅客，会发生很多意想不到的事情，那么，怎样才能消除烦躁的心理呢？

首先要树立爱岗敬业的精神，以积极的心态面对工作，认识到为旅客提供优质服务是一项光荣的事业。其次要有充足的心理准备，保持良好的心态，在做事前，应有任何事情要想做得好，都不是轻而易举的心理准备，这样，遇到复杂的难事时，自然就能受得了，心情当然也不会烦躁了。另外做事时选准目标，

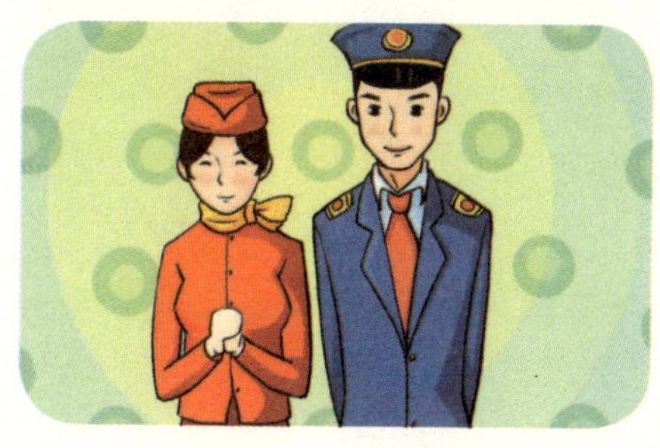

集中思想，认真踏实，事情就一定能做好。最后，遇上心烦、急躁时，可向朋友倾诉，将心理上的郁闷与烦恼一吐为快。总之，还有很多方法让你远离烦躁心理，如参加各种娱乐活动，偶尔全家人来一顿烛光晚餐、节假日全家出游一次、适当参加体育锻炼等，只要是能做到的都可以试一试，或许只是一个小小的改变就能有意想不到的效果。

列车乘务员在值乘期间如何保持平和心态

1．勿攀比。不要对自己过分苛求，没有人是完美的，应把目标定在自己的能力范围之内，逐步实现，并乐意接受别人的建议和帮助。

2．不要太敏感。不要因为别人的冷言冷语就伤心气愤，以为自己受了莫大的伤害。应该心平气和地反省一下，如果别人的批评是正确的，你就该改进向上；如果批评是不公正的，何不一笑置之呢？

3．找一个可信赖的倾诉对象，把内心的烦恼告诉你的知心朋友，这样可缓解压力，保持心情舒畅。

4．关心他人。要让别人待你好，你必须先对他人好。只有热心帮助别人，才能使自己受人尊敬，与别人关系融洽，获得真正的快乐。

5.适当运动。运动能促进和改善全身的血液循环，加快新陈代谢，使大脑得到充分的营养物质和氧，帮助缓解压力，让人保持良性的、平和的心态。

女列车乘务员如何预防妇科病

1．养成良好的卫生习惯。不使用公共的衣盆、浴池、浴巾等卫生洁具；不滥用不洁卫生纸；便后擦拭时宜从前向后擦；换洗内裤并放于通风处晾干；自己的盆具、毛巾自己专用；内裤与袜子不同盆清洗；洗澡宜用淋浴。

2. 少穿紧身或贴身的裤子如牛仔裤等，夏日宜穿裙子或宽松裤。内裤应选择棉质的，避免穿着紧身尼龙内裤。

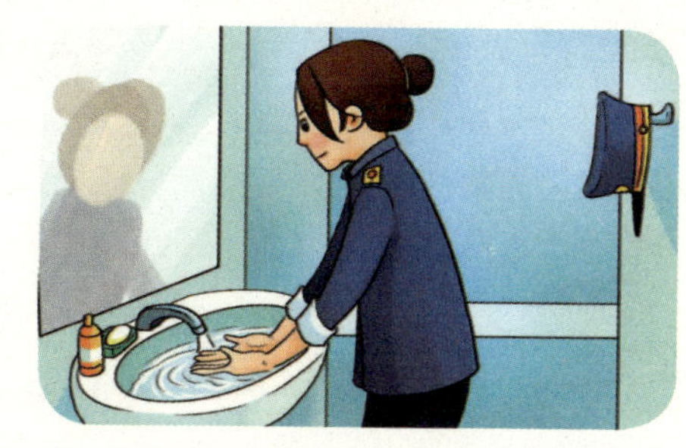

3. 要锻炼身体，均衡饮食，不过食含糖量高的食品。

4. 要避免过多的人流刮宫和生育次数。

5. 要定期进行妇科检查。一般情况下，40岁以下的已婚妇女每两年检查一次，40岁以上的每年检查一次。

6. 在月经期、流产后30天禁止同房，否则容易引起盆腔感染及血倒流引起子宫内膜异位症，甚至引起不孕等。

7. 不要过度清洁。长期坐浴、冲洗阴道，可能会将细菌引入阴道，同时也会把正常的良性菌冲走，改变阴道的菌群，使人更容易受感染。

8. 夫妇双方都要养成良好的卫生习惯，特别要注重性器官的清洁。

女职工“四期”保健

女性的“四期”是指女性的经期、孕期、产褥期和哺乳期。做好女性的“四期”保健，不仅关系到女性自身的健康，也关系到女性下一代的健康。

1. 经期保健。女性在月经期机体抵抗力明显下降，在此期间应注

健康小贴士

女子三日不断藕，男子三日不断姜

意保暖，避免受寒。月经期一般可照常工作，但不能过度疲劳，应避免过重的体力劳动或剧烈运动。已婚妇女经期应避免房事。

2．孕期保健。怀孕后，生活起居要有规律，衣着要宽松，适当参加劳动，但应避免重体力劳动以及震动大、噪音强或接触有毒有害物质的劳动。怀孕后的前三个月要尽量避免房事，以免引起流产或早产。定期到医院做产前检查，以保护孕妇健康和胎儿的正常发育。

3．产褥期保健。产褥期俗称“坐月子”。产妇因分娩使体力大损，产后合理调养尤为重要。首先要注意休息，保证足够的睡眠时间，不要过早参加劳动。其次要加强营养，吃清淡易于消化和富有营养的食物，以利于体力恢复和乳汁分泌。不吃生冷、肥腻、辛辣等刺激性食物，以免伤及脾胃。室内应保持安静和清洁，空气要流通，但不可当风而卧。保持精神愉快，切忌情感刺激。

4．哺乳期保健。母乳喂养既有利于婴儿发育，又有利于产妇身体康复。产后半小时内即可开奶，保证母婴同室，按需哺乳。哺乳前要先洗手，然后用清水清洁乳头和乳晕。哺乳结束后挤出少许乳汁涂在乳头上，让乳头暴露在空气中自然晾干。哺乳时应两个乳房轮流喂养，让婴儿吸完一侧乳房后再吸另一侧。乳汁过多不能吸空时，应将余乳充分挤去。哺乳期虽无月经，但仍有可能怀孕，应做好避孕措施。

第四部分

[应急处理]

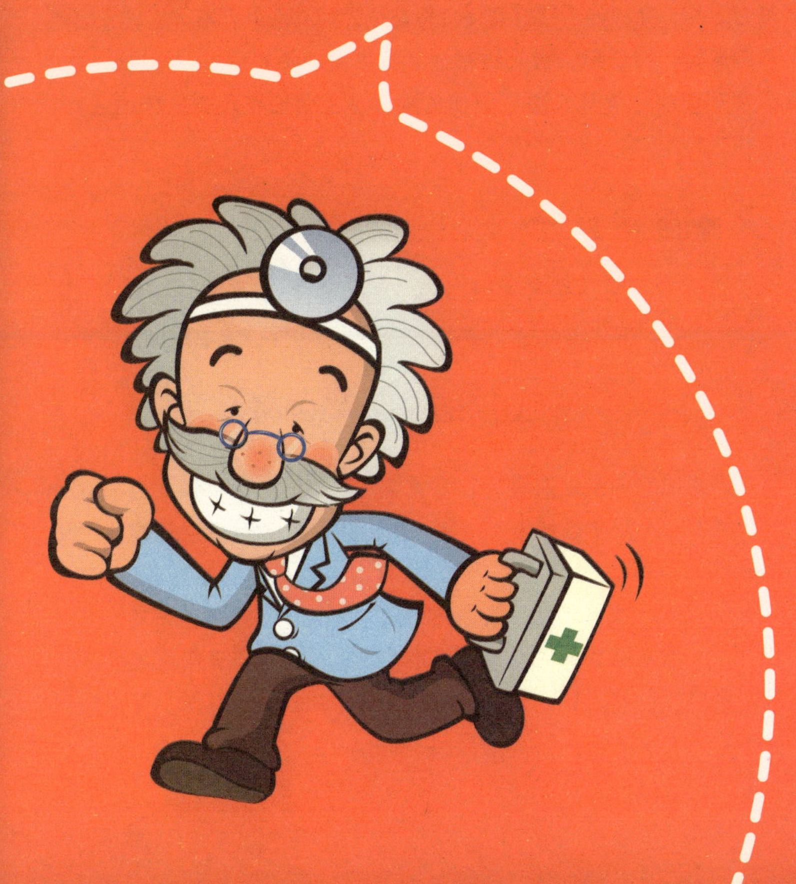

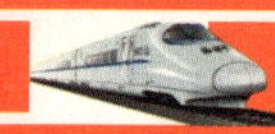

如何应对炉火烧伤

冬季在户外施工、房间无取暖设备的条件下，往往会生火取暖，在取暖的时候要注意预防炉火烧伤。具体的注意事项如下。

加强炉火管理，严防发生意外。做好火源管理，炉火周围不能放置易燃易爆物品，因为失火、燃料爆燃可引起烧伤，甚至引起致命的火灾。火炉外应设有护栏，不要接触炙热物体的表面。禁止在炉火周围打逗。不要拨弄火源，以防引燃其他物品。房屋、帐篷、车辆出口的道路应保持通畅以便于逃生。

烧伤的急救：用冷水冷却烫伤部位，直到没有痛与热的感觉。冷却后，用干净的纱布轻轻盖住烫伤部位。如有水泡，不可压破，以免引起感染。烫伤部位被衣物粘住了，不可硬脱。可以一面浇水，一面用剪刀小心剪开。勿在烫伤的地方涂上酱油等。烫伤范围过大，应拨打120，进行救治。

健康小贴士

五谷杂粮壮身体，青菜萝卜保平安

如何应对煤气中毒

冬季在室内生火取暖时，常常会忽略室内的通风换气，在取暖的时候要注意预防煤气中毒（即一氧化碳中毒）。一氧化碳是一种无色无味的气体，不易察觉。煤气中毒时病人最初感觉头痛、头昏、恶心、呕吐、软弱无力，当他意识到中毒时，常挣扎下床开门、开窗，但一般仅有少数人能打开门窗，大部分病人迅速发生抽痉、昏迷，两颊、前胸皮肤及口唇呈樱桃红色，如救治不及时，可很快呼吸抑制而死亡。煤气中毒必须迅速急救。

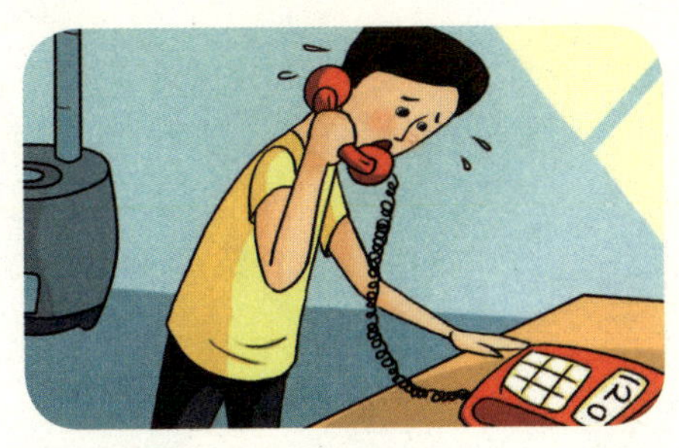

自救。煤气中毒者初期意识尚清楚但软弱无力，可利用此短暂间隙采取自救措施。此时不可开电灯，因为室内一氧化碳浓度达到一定量时开灯可引起爆炸。最好用固定电话拨打120。因为120电话打通了，即使你马上昏迷不能说话，120也可知道你的住址；中毒时自行挣扎下床开门窗不足取，成功几率低，不如多打几个求救电话，如打120急救电话的同时再通知亲友，争取他救存活的机会。

他救。立即打开门窗，把病人移到通风良好、空气新鲜的地方，并注意保暖。松解衣领，保持呼吸道通畅，清除口鼻分泌物；如发现心跳呼吸骤停，应立即进行口对口人工呼吸及心脏体外按摩。拨打120进行救治，煤气中毒者均需送往医院观察治疗。

如何应对抗洪抢险时的多发疾病

洪灾常常发生在夏季，气温高、湿度大，特别在防洪抢险时，劳动强度大，要冒雨作业，应注意预防以下常见病。

擦烂：擦烂是常见的皮肤病。发生于经常摩擦、汗液积聚的皮肤皱折处，如颈部、腋部、臀部、大腿根部（腹股沟）的表浅的急性物理性炎症。身体肥胖的人更容易出现这种疾病。擦烂主要表现为皮肤皱折部位的红斑，界限清楚，表面潮湿，时间长就形成糜烂面，有瘙痒和疼痛的感觉。如果合并感染，便会有分泌物。

“烂脚丫”：下肢长时间浸泡在污水中，皮肤经常受到擦伤，破损的伤口长时间浸没在洪水中，趾缝间浸渍发白、肿胀、破

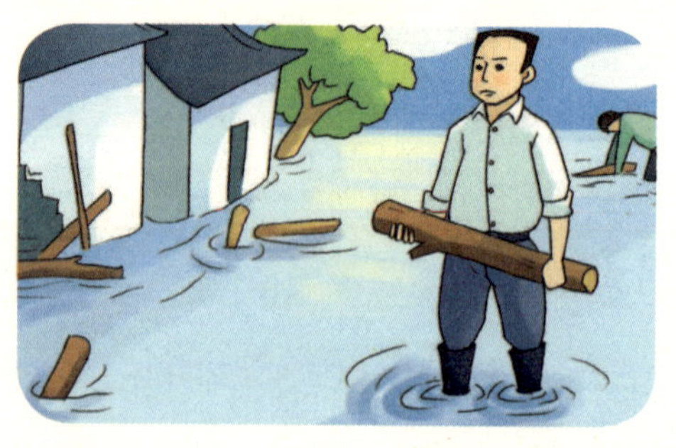

溃、糜烂，甚至皮肤剥离，伴有瘙痒，俗称“烂脚丫”。感染严重时，还有畏寒、发热、乏力、头痛、食欲下降等全身症状，少数抵抗力差的人会发展成败血症。

“烂裤裆”：在抗洪救灾时，下身长时间浸泡在污泥浊水中，下腹、股内侧、外生殖器、会阴及臀部等处皮肤会发胀松软，发白起皱，出现水肿性红斑、丘疹、水疱，重者皮肤剥离、糜烂，甚至溃疡，伴有程度不等的痒、痛感，外阴也可有水肿。俗称“烂裤裆”，为浸渍性皮炎。若继发感染则可红肿、化脓，严重时伴有全身症状，发热、畏寒、乏力、食欲不振，并发淋巴管炎或淋巴结炎等。

预防和治疗：在可能的情况下，每隔1～2小时休息一次。擦干脚，在阳光下曝晒片刻。每次劳动离水后，一定要洗净脚，穿干鞋和袜子。涉水和冒雨作业后，应保持皮肤清洁干燥，随身用毛巾擦干，换上干衣。可以在皮肤皱折部位扑些痱子粉。也可在皱折处垫以纱布或柔软干净的布类，使两侧的皮肤分开。合并感染者应使用适当的抗生素制剂或抗真菌药物。当发现脚部皮肤破溃并有加重趋势时，如情况许可应暂时不要下水。如劳动的地方水不过膝，要设法穿长筒靴。有足部皮肤病的应少下水，尽可能脱离洪水浸泡。

如何应对沙粒、沙尘进入眼睛

工务电务系统职工在户外环境作业时，经常会遇到刮风等气候变化，导致异物入眼，此时进入眼睛里的异物多是沙粒、灰尘、眼睫毛等。有时异物会被眼泪冲掉，但多数不会随眼泪流出来，这时应采取的正确措施如下。

千万不要用手揉眼睛，以免沙尘损伤眼结膜，同时手上的细菌也容易跑到眼睛里面去，引起结膜炎或角膜炎。要把手洗干净，然后轻轻地提起上、下眼皮，使眼睑离开眼球，减少沙子与眼睑的摩擦，同时反复刺激几次使泪水分泌，以便将沙子冲出。沙粒太大或已经沾在眼睑上时，可将眼皮翻开，用一干净棉签或手帕折成一角，轻轻蘸出沙粒。有条件时再点上一二滴眼药水。如遇到找不到异物，有异物感，眼睛疼痛或异物粘在眼球上，自行轻轻蘸不下来等情况，应到医院进行诊治。

健康小贴士

心胸宽大能撑船，健康长寿过百年

如何应对鼻出血

秋季，夏季的高温尚未退却，再加上天晴少雨、气候干燥，一些人出现口干、唇干、鼻干、咽干及大便干结等症状，还会出现鼻腔出血。铁路工务电务系统职工秋季环境下在户外作业如发生鼻出血应采取如下对策。

鼻出血多为单侧出血，亦可双侧。出血部位大多在鼻中隔下方的易出血区（利特尔静脉丛或克静脉丛）。鼻出血时首先不必恐慌，可采取低头位，尽量不要将血液咽下，以免刺激胃部引起呕吐。然后用手指捏紧两侧鼻翼（压迫鼻中隔前下部）10～15分钟。有条件的同时用冷水或手巾敷前额和后颈，以促使血管收缩，减少出血。经常出血或出血严重者，在临时处置后，应到医院进行检查治疗。

如何应对手足损伤

工务电务系统职工户外作业在遵守操作规程进行正常作业的同时也会有突发情况，如发生手足骨折以及关节扭伤，正确的紧急处理方法如下。

第一步，立即停止劳动，取坐位或卧位，可把受伤部位垫高，以便于静脉回流，从而减轻肿胀和疼痛。

第二步，有条件时立即用冰袋或冷毛巾敷局部，使毛细血管收缩，以减少出血或渗出，从而减轻肿胀和疼痛。同时在冷敷后可用绷带、三角巾等布料加压包扎踝关节周围。固定踝关节，以减少活动度。应使受伤的外踝形成足外翻或受伤的内踝形成足内翻，以减轻对受伤的副韧带或肌肉的牵拉，从而减轻或避免加重损伤。如已发生或怀疑发生骨折，应选用两块长约30厘米的木板或硬纸板分别放在受伤部位的内外两侧，并在受伤部位加放棉垫、毛巾或衣物等，然后再用绷带或三角巾等物把两块木板固定结扎。如为开放性骨折应加压包扎止血后再将骨折处固定。

现场临时处理后应送到医院进一步诊断救治。必要时可拨打120，请专业急救人员进一步处理。另外受伤后切忌推拿按摩受伤部位，切

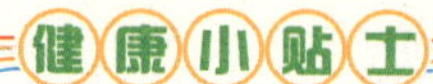

少吃香，多吃伤

忌立即热敷，热敷需在受伤24小时后方可进行。

如何应对脚扎伤

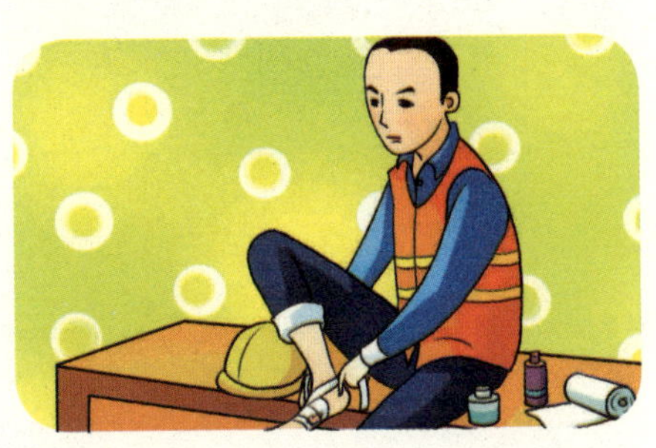

工务电务系统职工户外作业应遵守操作规程，施工作业时做好安全防护。如果突发情况，被钉子等物扎伤了脚，伤口往往小而深，脏东西很难排出来，容易感染。伤口要进行清创、缝合、抗感染治疗，必要的时候还要注射破伤风抗毒素，并及时到医院进行处理。

健康小贴士

心灵手巧，动指健脑

如何应对中暑

中暑是人体在高温、高湿环境中发生的一种以体温调节中枢功能障碍、汗腺功能衰竭和水、电解质丢失过多为特征的疾病。工务电务系统职工夏季户外作业中暑的防治关键在于预防和早期处理。

中暑的主要表现为心血管和中枢神经系统功能紊乱以及水、电解质失衡。早期出现疲乏、头昏眼花、恶心、动作迟缓、胸闷、心悸、大汗、口渴、注意力不集中等症状。此时体温正常或略高，若及时停止工作，到通风凉快的环境，服用霍香正气水，休息数小时便可恢复。

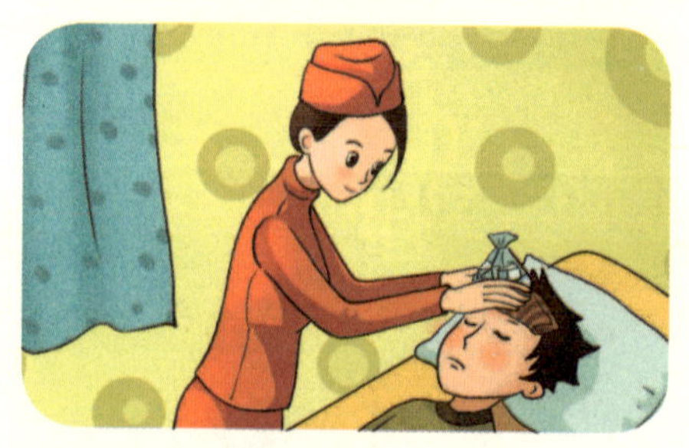

出现早期症状要及时处理，防止向重症中暑发展。

出现中暑时牢记以下五字诀，进行及时自救和他救。

移。迅速将病人移至阴凉、通风的地方，同时垫高头部，解开衣裤，以便于呼吸和散热。

敷。可用浸冷水的毛巾敷头部，或将冰袋、冰块置于病人头部、腋窝、大腿根部等处。

促。将病人置于4℃水中，并按摩四肢的皮肤，使皮肤血管扩张，加速血液循环，促进散热。待肛门温度降至38℃，可停止降温。

浸。将患者躯体呈45°浸在18℃左右井水中，以浸没乳头为度。老年人、体弱者和心血管病患者，水温过低不能耐受。

擦。四个人同时用毛巾擦浸在水中的患者身体四周，把皮肤擦红，一般擦15～30分钟左右，即可把体温降至37℃～38℃，大脑未受严重损害者多能迅速清醒。

如何应对冻伤

冬季户外施工作业时，人体的手、耳、鼻、面部等部位长时间裸露在0℃以下的环境中，可造成冻伤。皮肤表面冻结、红、肿胀、疼痛，称为“冻损”，是最轻的冻伤。冻结经皮肤和肌肉向深部扩展即为冻伤。冻伤局部皮肤麻木、呈蜡样灰色或白色，冰冷僵硬。冻结融化后，皮肤充血呈红、暗红、紫红甚至青灰色，肿胀，出现浆液性或血性水疱，局部感觉过敏或迟钝。

只要采取适当的预防措施，冻伤是可以避免或者减轻的。局部冻伤在初期并无明显感觉，因此，对易冻伤部位需密切观察，如工友之间经常互相查看对方脸上有无白色斑点。颈部、脸部最好用围巾包住，扎紧袖口、裤脚防止风雪吹入。在疲劳、饥饿时切忌在雪地上坐卧。要及时活动面部肌肉，如做皱眉、挤眼、咧嘴等动作，用手揉搓面、耳、鼻等部位。特别注意鞋袜的干燥，出汗多时应及时更换或烘干，因为在潮湿的情况下最易冻伤。

一旦暴露在寒风中的部位出现疼痛消失或出现麻木感等，为冻伤的先兆症状，应尽早脱离冷环境，进入温暖避风场所，设法温暖受冻局部，可由他人或伤员本人怀抱冻肢利用体热复温，如将轻度冻伤的手指放在腋窝下、腹部或大腿根部复暖，将冻伤的脚踝放在伙伴腹部衣服下复暖。严禁用已复温的冻伤肢体行走，以免造成水疱破裂和创伤，增加感染的危险。严禁用冰雪揉搓、冷水浸泡、按摩捶打患部的方法复温，禁忌用明火烘烤复温，防止造成组织的进一步损伤，影响预后。慎用民间流传的方法，以免延误治疗。

汗水没干，冷水莫沾

如何应对雷电袭击

夏季经常会出现雷雨天气，如果在户外碰到雷雨天气应遵守以下规则，以确保安全。

1．雷雨天气时不要停留在高楼平台上，在户外空旷处不宜进入孤立的棚屋、岗亭等。不宜在大树、岩石下躲避雷雨，如万不得已，则须与树干保持3米距离，下蹲并双腿靠拢。远离建筑物外露的水管、煤气管等金属物体及电力设备。

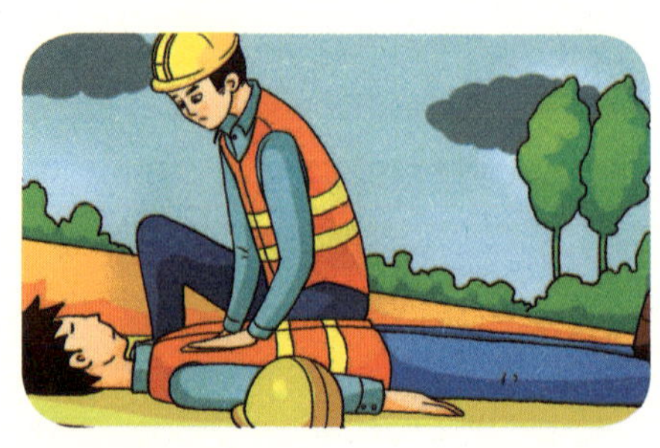

2.如果在雷电交加时，头、颈、手处有蚂蚁爬走感，头发竖起，说明将发生雷击，应赶紧趴在地上，这样可以减少遭雷击的危险，把带在身上的一切金属物拿下放在背包中，尤其是金属框的眼镜一定要拿下来。不要接打手机。

3. 在户外躲避雷雨时，应注意不要用手撑地，同时双手抱膝，胸口紧贴膝盖，尽量低下头，因为头部较身体其他部位更易遭到雷击。

4. 当在户外看见闪电几秒钟内就听见雷声时，说明正处于近雷暴的危险环境，此时应停止行走，两脚并拢并立即下蹲，不要与人拉在一起，相互之间要保持一定的距离，避免在遭受直接雷击后传导给他人。

5. 在雷雨天气中，不宜快速开摩托、快骑自行车和在雨中狂奔，因为身体的跨步越大，电压就越大，也越容易伤人。

6. 如果在户外看到高压线遭雷击断裂，此时应提高警惕，因为高压线断点附近存在跨步电压，身处附近的人此时千万不要跑动，而应双脚并拢，跳离现场。

工务电务系统职工户外作业碰到雷雨天气时要及时采取避雷措施，如果出现了因雷击昏倒时，可将伤者安置平卧式，注意保暖、舒适，并立即进行急救。

如果遇到一群人被闪电击中，那些会发出呻吟的人不要紧，应先抢救那些已无法发出声息的人。如果能在4分钟内以心肺复苏法进行抢救，让心脏恢复跳动，对伤者的身体恢复越好。可进行口对口人工呼吸和对伤者进行心脏按摩。

如果伤者衣服在着火，可在地上翻滚以压灭火焰，或趴在有水的洼地、池中灭火。伤者切勿因惊慌而奔跑，这样会使火越烧越旺，有死于缺氧或烧伤的危险。如有烧伤，用冷水冷却伤处，用敷料或临时用手帕清洁一面盖在伤口上，再用干净布块包扎伤处。

健康小贴士

常打太极拳，益寿又延年

如何应对昆虫、动物伤害

工务电务系统职工野外作业时常常需要进入草地、灌木丛，易发生动物袭击和虫咬性皮炎，应做好防范。进入草地、灌木丛前应先用树枝等击打草地或灌木丛，赶走昆虫和其他动物。观察无异常后再进入。尽量选择裸露的地面，避开灌木丛。夜间应尽量不长明灯火，以避免招来蚊虫。劳动期间尽量穿长衣、长裤、长统靴，扎紧裤脚。有条件的可在身体暴露部位涂上防护药物。一旦被咬伤，不要慌忙，可辨明情况及时进行现场处理。必要时根据被咬伤的部位，受伤严重程度进行就医处理。

如果遭到昆虫、动物伤害，应及时有针对性地采取下列措施。

1．被毒蚊、毒虫叮咬：可用清凉油、风油精或红花油涂搽患处。

2．被蝎子、马蜂、蜜蜂等蜇伤：要先用锋利的针将伤处刺透，挤压肿块，将毒液尽量挤干净，然后用肥皂水洗伤口，有条件的在局部涂上小苏打水或氨水。亦可将阿司匹林药片研成粉末，用凉水调成糊状涂在患处，以消肿止痛。

3．被蚂蟥叮咬：发现被蚂蟥咬住后不要使劲拉，可用手掌或鞋底用力拍打局部，使蚂蟥的吸盘和颚片自然放开。蚂蟥很怕盐，在它身

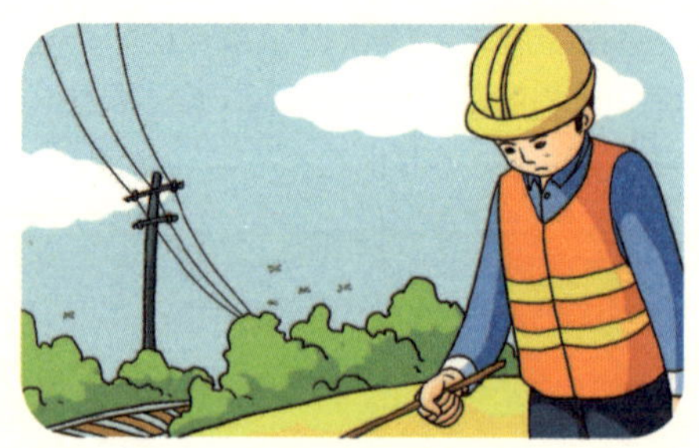

上撒一些食盐或者滴几滴盐水，它也会立刻松开叮咬。

4．被蛇咬伤：蛇多数生活在阴凉潮湿的地方，一般不主动向人发动攻击，只有在被行人误踩或碰撞时才会咬人。无毒蛇咬人留下的牙痕细小，排成八字形的两排；而毒蛇咬伤后皮肤上常见两个又大又深的牙痕。被蛇咬伤后不要慌张，立刻检查伤口，判断咬人的是否是毒蛇，并立即进行处理。无毒蛇咬伤不用特殊处理，涂上碘酒或酒精就可以了。如果是毒蛇咬伤或不能判断咬人的蛇有没有毒，就应按毒蛇咬伤处理。用橡皮管、皮带、布条、绳子等捆扎在伤口上侧，每隔半小时放松一次，每次1～2分钟。用双氧水或冷开水、盐水等冲洗伤口，然后用消毒（如火烧）过的小刀或刀片划开牙痕之间的皮肤，用手指在伤口两侧挤压，尽量去除伤口里的毒液。紧急时可直接用嘴吮吸（注意嘴里不能有破损），吸后马上把吸进的液体吐掉并且漱口。如果有蛇药或半边莲等草药，可以敷在伤口上。急救处理后应到医院继续治疗。

5．被狗咬伤：被狗咬伤，无论是否疯狗，均应及时处理。第一步及时清创伤口，被狗咬伤后要及时用大量的肥皂水或清水反复彻底冲洗伤口，彻底清洁创口，除特殊情况外，一般开放伤口，不包扎和缝合。再就是尽早及时到医院或疾病预防控制中心注射狂犬疫苗。同时视伤口情况使用抗生素，防治伤口继发感染。

6．被蜱虫叮咬：蜱常附着在人体的头皮、腰部、腋窝、腹股沟及脚踝下方等部位，一旦发现被蜱虫叮咬、钻入皮肤，可用酒精涂在蜱身上，使蜱头部放松或死亡，再用尖头镊子取出蜱。如在野外，可用点燃的香烟或香慢慢的烤蜱虫的身体，多数情况下，钻入皮肤的蜱虫就会钻出皮肤，不要生拉硬拽，以免蜱的头部留在皮肤内。之后再用碘酒或酒精做局部消毒处理，并随时观察身体状况，如出现发热、叮咬部位发炎破溃及红斑等症状，要及时就诊，诊断是否患上蜱传疾病。

健康小贴士

常把舞来跳，痴呆不会到

如何应对旅客发生呼吸困难

首先要保持安静，避免患者情绪紧张，以防加重呼吸困难。协助病人采取合理的体位，如半卧位、坐位等，减轻呼吸困难。其次保持车厢空气新鲜，通风流畅，有条件的可以给予吸氧处理。另外要有效清除气道分泌物，可采取协助病人咳嗽、咳痰的各种方法，如翻身、拍背等，如果患者随身携带有平喘、镇咳等药物时，应帮助患者尽快使用，以缓解症状。同时利用列车广播在旅客中寻找专业医生来帮助处理。最后列车长应尽快联系前方车站，将患者送往最近的医院进行救治。

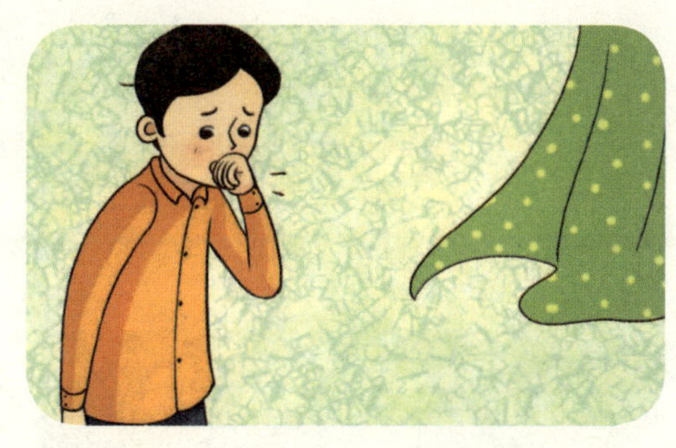

健康小贴士

心灵手巧，动指健脑

如何应对旅客突发哮喘

首先，迅速使患者脱离过敏源，一旦脱离过敏环境，即使不给任何药物治疗，也可缓解病情。如果哮喘患者随身携带有缓解哮喘发作的药物时，应帮助患者尽快使用，以缓解症状。其次保持车厢空气新鲜，通风流畅，帮助患者找到最舒适的体位，让患者呼吸大量的新鲜空气。另外要保持患者情绪稳定，不要有很多人围在患者身边，这只会使患者更加焦虑。有条件的最好给予氧气吸入，以减轻哮喘患者的病情。同时利用列车广播在旅客中寻找专业医生来帮助处理。最后，列车长应尽快联系前方车站，将患者送往最近的医院进行救治。

如何应对旅客突发胸痛

一般说来，胸痛是一个危险的信号，常常提示严重的心脏或肺部疾病，其中最为常见、危害最大的就是心绞痛和心肌梗死。

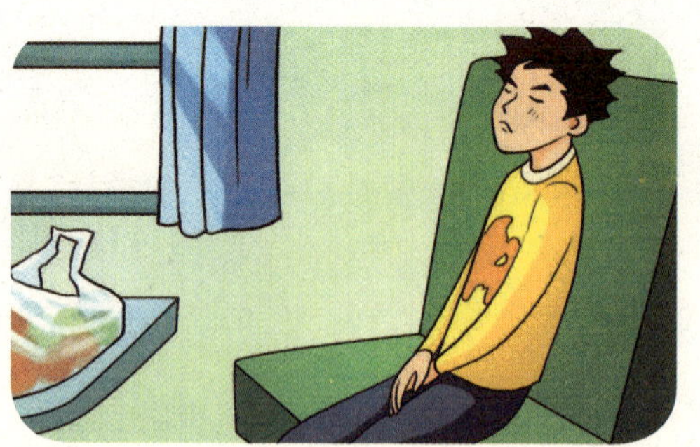

列车上如有旅客突发胸痛时，应让病人就地躺在座位或铺位上，尽量少搬动病人，如果病人随身携

带有急救药的要尽快服用，同时避免围观，保持安静，以稳定病人情绪。解松领扣、裤带，注意保暖，有条件的可以给予吸氧。通过列车广播在旅客中寻找专业医生来帮助处理，同时列车长应尽快联系前方车站，将患者送往最近的医院进行救治。

健康小贴士

春养肝，夏养心，秋养肺，冬养肾

如何应对旅客突发中风、昏迷

当旅客发生中风或昏迷时，应让病人就地躺在座位或铺位上，松开衣领扣，同时清理病人鼻咽部的分泌物或异物，保持呼吸道通畅。采取侧卧位，防止口腔分泌物流入气道。避免强行搬动病人，注意头部的稳定。通过列车广播在旅客中寻找专业医生来帮助处理。陪同人员或列车乘务人员要严密观察，细心护理，同时列车长应尽快联系前方车站，将患者送往最近的医院进行救治。

如何应对旅客突发传染病

旅客列车上发现传染病患者时，列车长应立即向本单位值班室报告并通知前方站；利用软席包厢或乘务室，将病人或疑似病人隔离；通过列车广播寻找专业医生帮助处理；控制病人原所在车厢旅客的流动；在疾病预防控制所的指导下确定密切接触者，对密切接触者进行登记，同时联系密切接触者到达站的卫生防疫部门，由到达站卫生防疫部门按规定处理。在前方指定的停站点，将传染病人或疑似传染病人及其登记资料移交给前来接收的医疗卫生单位。

根据病种情况，采取列车通风等防治措施；对病人污染的车厢、隔离场所及可能污染的范围进行消毒。列车到达目的地后，由所在地铁路疾病预防控制所对全列车进行终末消毒。列车应急处理人员在处理疫情的同时应做好自身防护。密切接触病人的乘务人员，由铁路疾病预防控制所安排进行医学观察。

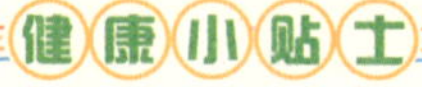

吃饭莫饱，饭后莫跑

常见传染病有哪些

法定传染病包括甲、乙、丙类共计38种。

法定甲类传染病：鼠疫、霍乱。

法定乙类传染病：传染性非典型肺炎、艾滋病、病毒性肝炎（甲型、乙型、丙型、戊型、未分型）、脊髓灰质炎、人感染高致病性禽流感、麻疹、流行性出血热、狂犬病、流行性乙型脑炎、登革热、炭疽（肺炭疽、皮肤炭疽、未分型）、痢疾（细菌性、阿米巴性）、肺结核（涂阳、仅培阳、菌阴、未痰检）、伤寒（伤寒、副伤寒）、流行性脑脊髓膜炎、百日咳、白喉、新生儿破伤风、猩红热、布鲁氏菌病、淋病、梅毒（Ⅰ期、Ⅱ期、Ⅲ期、胎传、隐性）、钩端螺旋体病、血吸虫病、疟疾（间日疟、恶性疟、未分型）。

法定丙类传染病：流行性感冒、流行性腮腺炎、风疹、急性出血性结膜炎、麻风病、流行性和地方性斑疹伤寒、黑热病、包虫病、丝虫病，除霍乱、细菌性和阿米巴性痢疾、伤寒和副伤寒以外的感染性腹泻病、手足口病。

其他法定管理以及重点监测传染病：非淋病性尿道炎、尖锐湿疣、生殖器疱疹、水痘、养虫病、生殖道沙眼衣原体感染、肝吸虫病、森林脑炎、结核性胸膜炎、人感染猪链球菌、不明原因肺炎。

健康小贴士

心胸宽大能撑船，健康长寿过百年

流感流行时该怎么办

通过医学专家们的观察发现，引起流感的主要原因有：①流感是“摸”出来的。过去人们一直以为，飞沫传播是流感的传播途径。但是，科研人员现在发现，手才是传播病毒的“罪魁祸首”。流感病毒在毛巾上可以存活1小时；在手上却能存活70小时。因此，患者通过擦鼻涕、挖鼻孔把病毒粘在手上，再通过握手，衣物接触，把病毒传给别人，这是流感传播的最主要途径。因此流感季节要注意随时洗手，而预防者则可要处处小心，不要让“毒手”给粘住了。②流感是“吃”出来的。现代人的饮食少不了山珍海味。但是，高脂肪、高蛋白、高淀粉类的食物都是属于酸性的食物。长期这样吃下去，会造成身体的体液丧失酸碱的平衡，从而不可避免地降低了人体的免疫功能。如此，流感频频来访，也就不是什么奇怪的事了。③流感是“愁”出来的。情绪与免疫功能是双胞胎。经常发愁的人，容易引起免疫功能下降。机体杀伤、吞吃病源微生物和炎性细胞的能力一旦被削弱，就给呼吸道的病毒留下了可乘之机。④流感是“闲”出来的。临床观察指出，活动较少的人，患流感的几率比活动正常的人高出2～3倍。

健康小贴士

懒惰催人老，勤劳能延年

什么是感染性腹泻，常见病因有哪些

腹泻是指每日排便3次或3次以上，总量至少200克，粪便的性状异常，含水量超过80%，可为稀便、水样便，亦可为黏液便、脓血便。感染性腹泻是各种病原体感染引起的腹泻，这是广义上的感染性腹泻。1989年我国把除霍乱、细菌性和阿米巴性痢疾、伤寒和副伤寒以外的感染性腹泻称为感染性腹泻，为狭义上的感染性腹泻，为《中华人民共和国传染病防治法》中规定的丙类传染病，目前各级医院诊断的感染性腹泻均指狭义上的感染性腹泻。

哪些病原体可导致感染性腹泻?

感染性腹泻可由病毒、细菌、真菌、原虫等多种病原体引起，其流行面广，发病率高，是危害人们身体健康的重要疾病。常见病因有由肠致泻性大肠杆菌、空肠弯曲菌、沙门菌、副溶血弧菌等引起的细菌性感染性腹泻，由轮状病毒、腺病毒、星状病毒、杯状病毒、诺如病毒等引起的病毒性感染性腹泻，由蓝氏贾第鞭毛虫、隐孢子虫等引起的寄生虫性感染性腹泻及由白色念珠菌、曲霉菌、毛霉菌、隐球菌等引起的真菌性腹泻。

发生感染性腹泻后怎么办?

饮食注意事项如下。

①急性水泻期需暂时口服咸米汤等流食减轻肠道负担。感到口渴可补充口服补液盐防止脱水。

②根据病情调整饮食。排便次数减少，症状缓解后改为低脂流质

饮食，或低脂少渣、细软易消化的半流质饮食，如煮烂的大米粥、藕粉、烂面条、面片等。

③补充维生素。注意复合维生素B和维生素C的补充，不要进食低于体温的鲜橘汁、果汁、番茄汁、菜汤等。

④禁酒，忌坚硬及含粗纤维多的蔬菜。忌肉、牛奶、鸡蛋及生冷瓜果，油脂多的点心及冷饮等。

⑤腹泻基本停止后，可供给低脂少渣半流质饮食或软食，如面条、粥、馒头、烂米饭、瘦肉泥等。少量多餐，以利于消化；仍应适当限制含粗纤维多的蔬菜水果等，以后逐渐过渡到普食。

腹泻次数多，感到口干、口渴者应立即到医院就诊。

要注意避免家庭内传播。要注意便后洗手，避免密切生活接触，厕所要用市售84消毒液消毒，碗筷与家人分开，否则会通过门把手、日用品造成家庭聚集发病。

感染性腹泻都有哪些治疗方法?

不同的腹泻种类治疗方法不一样，像细菌性感染性腹泻，便中常有脓血、伴腹疼、发烧这样的情况，这种腹泻的治疗方法主要是抗菌，用抗菌素把它杀灭。病原没有了，腹泻就好了。

有些病人主要是上吐下泻，而且非常猛烈，体力的液体损失比较大，会造成休克。其主要的治疗措施就是输液，大量地补充水和电解质，短时间内必须把丢失的体液补充够，不然会引起低血容量休克。不论何种感染性腹泻，只要发病以后及时就医，医院都会根据病因给予合理的治疗。

健康小贴士

多喝凉白开，健康自然来

什么是细菌性痢疾，它是如何传播的

细菌性痢疾(简称菌痢)是由痢疾杆菌引起的。痢疾杆菌分为四个菌群：甲群(志贺氏痢疾杆菌)、乙群(福氏痢疾杆菌)、丙群(鲍氏痢疾杆菌)、丁群(宋氏痢疾杆菌)。四菌群均可产生内毒素，甲群还可产生外毒素。四种痢疾杆菌都能引起普通型痢疾和中毒型痢疾。

菌痢是通过粪—口途径传染的，就是说吃下痢疾病人和带菌者粪便污染过的食物可得痢疾。痢疾病人的大便含有大量的痢疾杆菌，所以是痢疾的主要传染源。健康带菌者外表上是健康人，但他们的大便带有痢疾杆菌，所以带菌者传播痢疾的作用不能忽视，他们是更危险的传染源。病人和带菌者的大便可通过多种方式污染食物、水源、玩具和周围环境，苍蝇在传播痢疾杆菌方面起了重要的作用。夏秋季天气炎热，苍蝇孳生快，密度大，喜欢在不洁的地方停留，苍蝇脚上有许多毛，毛上可黏附大量痢疾杆菌。所以苍蝇是痢疾杆菌的义务搬运工，是重要的传播媒介。因此夏秋季节痢疾的发病率明显上升。如果孩子吃下污染过的食物，玩过污染过的玩具后饭前又未好好洗手，或孩子有吮手指的习惯，得痢疾的可能性就很大。人群对痢疾普遍易感，普通型痢疾1～3岁的孩子得的较多，特别是那些营养不良和体弱多病的孩子更容易得痢疾。得过痢疾的孩子有一定的免疫力，但保持的时间不长，而且各菌群之间无交叉免疫性，所以一年内可多次得痢疾。

细菌性痢疾有哪些临床表现?

痢疾的潜伏期长短不一，最短的数小时，最长的8天，多数为2～3

健康小贴士

妻贤夫病少，好妻胜良药

天。由于临床表现和疾病经过不同，医学家将痢疾分为普通型痢疾、中毒型痢疾和慢性痢疾。

1．普通型痢疾

绝大多数痢疾属普通型。因为痢疾杆菌均可产生毒素，所以大部分病人都有中毒症状：起病急，寒战、发热，体温常在39℃以上，随后出现腹痛和排便不尽感（里急后重）。痢疾杆菌主要侵犯大肠，尤其是乙状结肠和直肠，所以左下腹疼痛明显，大便先为稀便，很快转为脓血便。患痢疾的病人腹泻次数很多，大便每日数十次，甚至无法计数。由于直肠经常受到炎症刺激，所以病人总想解大便，但又解不出多少，这种现象叫里急后重。腹泻次数频繁的病人可出现脱水。对痢疾杆菌敏感的抗生素较多，如第2、3代头孢菌素类、环丙沙星等喹诺酮类均有效。经过早期治疗绝大多数病人一周左右即可痊愈，但如果治疗不彻底或原有胃肠道疾病或免疫力低下的病人可以转为慢性。

2．轻型痢疾

症状较轻。有微热、稀便，但无脓血，可不治而愈，也可转为慢性。

3．慢性型痢疾

多因细菌耐药、免疫力低下、诊断不及时、治疗不彻底所致，病程超过2个月，又可以分为以下两种，慢性迁延型：其特点是长期反复出现腹痛，腹泻、大便稀、带黏液和少量脓血，腹部有压痛，可有不同程度贫血和植物神经紊乱；急性发作型：有慢性菌痢病史，因各种诱因如进食不洁生冷食物、受凉等引起发作。表现为腹痛、腹泻、大

健康小贴士

铁不冶炼不成钢，人不运动不健康

便稀、脓血便和发热。

各型菌痢大便在显微镜下检查可见大量白细胞、脓细胞、红细胞和吞噬细胞，利用大便可培养出痢疾杆菌。

4. 中毒型痢疾

近年来中毒型痢疾有减少的趋势。此型病人多是儿童或青少年。由于他们对痢疾杆菌产生的毒素反应强烈，微循环发生障碍，所以中毒症状非常严重。多数病人起病突然，腹泻未出现前发病，无明显的消化道症状，表现为高热不退、萎靡、嗜睡、谵语、反复抽风，甚至昏迷，少数患者初起为普通型痢疾，后来转成中毒型痢疾。休克型表现为面色苍白，皮肤花纹明显，四肢发凉，心音低弱，血压下降。脑型表现为呼吸不整，深浅不一，双吸气、叹气样呼吸，呼吸暂停，两侧瞳孔不等大、忽大忽小，对光反射迟钝或消失。混合型具有以上两型临床表现，病情最为凶险。中毒型痢疾病人发病初期肠道症状往往不明显，有的经过一天左右时间才排出痢疾样大便。在典型痢疾大便排出前，用肛管取便或2%盐水灌肠，有助于早期诊断。在夏季，若儿童或青少年突然高热抽风，精神很弱，面色灰白，家长应立刻将患儿送往医院检查和抢救，否则会有生命危险。

家庭和个人怎样预防肠道传染病。

搞好家庭和个人饮食卫生。

①不喝生水。

②不吃腐败变质的食物。

③不用脏水漱口或洗瓜果蔬菜。

④碗筷应煮沸或用消毒碗柜消毒，刀、砧板、抹布也应严格消毒。

祸从口出，病由心生

⑤生熟食品要分开存放。

⑥消灭苍蝇。

⑦饭前便后洗手。

搞好饮水卫生。

①保护水源，禁止排放污水。

②高层楼宇二次供水池要定期消毒检测。

③饮用河水或井水要净化和使用漂白粉消毒。

煮透海鲜食物（河海鱼类、虾蟹、贝壳类等）。

由于海水、河水、湖水容易受污染，如果进食了受污染而又未煮熟的食物，就极容易受到感染，加上海鲜保鲜期短，且在运输途中诸多环节易受污染，因此，人们在购买海鲜食物时，首先要检查是否新鲜，加工时要清洗干净，然后煮熟透再吃。

常见的发热伴出疹性传染病有何特点

1．水痘

水痘是由带状疱疹病毒引起的急性传染病，多见于小儿。儿童感染水痘病毒后，要经过2～3周的潜伏期后才出现症状。常表现为起病较急，伴有发热、头痛、厌食、哭闹、烦躁不安、全身不适或咳嗽，发热1～2天有皮疹出现，迅即变为米粒至豌豆大的水疱，但一次发病一般可终身免疫。

水痘主要通过飞沫经呼吸道传染，接触被病毒污染的尘土、衣服、

健康小贴士

人有童心，一世年轻

用具等也可能被传染。也就是说如果健康人与患水痘的人一起密切接触都可感染而发病，所以水痘常在幼儿园或小学引起流行。一旦患了水痘，患者应立即隔离治疗至皮损全部结痂。密切接触者应进行医学观察3周。

2．麻疹

麻疹是由麻疹病毒引起，主要经飞沫通过呼吸道及眼结膜传染，其传染性很强，在人口密集而未普种疫苗的地区易发生流行，约2～3年发生一次大流行。临床上以发热、眼结膜充血、流泪、畏光、皮肤出现红色斑丘疹和颊粘膜上有麻疹粘膜斑及疹退后遗留色素沉着伴糠麸样脱屑为特征。发热3～5天后出现皮疹，先于耳后发际出现，然后迅速发展到面部，自上而下蔓延直至手心足底，皮疹为淡红色的斑丘疹，部分可融合，疹间皮肤正常，皮疹在2～5天内出齐。出疹时体温可达41℃左右，中毒症状加重，精神萎靡，颈淋巴结和肝脾都有肿大。出疹5～7天后，体温下降，全身中毒症状减轻，皮疹按出疹顺序逐渐消退，退后留有棕褐色色素沉着斑并有细小的糠状脱屑，整个病程约2个星期。我国自1965年开始普种麻疹减毒活疫苗后已控制了该病的大流行。目前由于疫苗接种后免疫力不能维持终生，成人麻疹有增多的趋势，建议高等院校学生、医务工作者、海员、育龄妇女等成年人也应接种麻疹疫苗。

3．麻疹可合并哪些严重疾病

喉炎：病情较重的年幼患儿大多伴有轻度喉炎。但麻疹后期在皮疹消退后也可由于细菌（多为金黄色葡萄球菌）感染而引起喉炎。患儿咳嗽频繁，声音嘶哑，呼吸困难，而且病情发展迅速，必须紧急到医院就诊，必要时还需做气管切开，以防患儿因窒息而死亡。

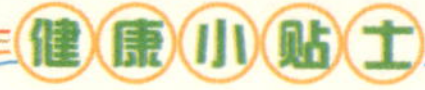

刷牙用温水，牙齿笑咧嘴

肺炎：是最常见的并发症。多见于出疹期。病人持续高热，频繁咳嗽，呼吸困难，全身症状严重，病情发展快。当合并心功能不全时，皮疹出不透或出而复隐，皮肤苍白，血压下降，四肢厥冷，脉搏弱而快(每分钟150次以上)，必须及时进行抢救。

肠炎：1～2岁小儿多见，因常有呕吐、腹泻，进而可发展成为脱水、酸中毒。

脑炎：多出现在出疹后的第4～6天或恢复期，患儿常伴有高热、昏迷、惊厥、肌肉强直，甚至呼吸衰竭。预后较差，仅有40%可完全复原，40%留有瘫痪或智力发育迟缓等后遗症，病死率约为20%。

中耳炎：麻疹患儿有咽部感染时，很容易侵犯耳咽管和中耳，从而导致中耳炎，若不积极治疗，侵入内耳时，可致永久性耳聋或聋哑。

其他：营养不良、口腔炎、鹅口疮、结膜炎、角膜炎等也常常成为麻疹后的合并症。

艾滋病是如何传播的

艾滋病病毒主要存在于人体的血液、精液、阴道分泌物、乳汁等体液中，其中血液、精液、阴道分泌物三项是主要传染物。但病毒不会因为空气、握手、拥抱、抚摸、共用电话、水、食物及未经消毒的餐具等传染。

1. 艾滋病的传播途径

一是性行为：与艾滋病患者或携带病毒的人进行性生活是危险的

健康小贴士

冷水洗脸，美容保健

行为，肛交、口交及普通的阴道性交过程中都可发生传染。病毒由男人传染给女人比由女人传染给男人更容易。但性生活中正确使用安全套可以减少传染。

二是血液途径传播。

①输入被艾滋病病毒污染的血液，或血液制品，如凝血因子Ⅷ等，都可能引起感染。

②静脉注射毒品者：瘾君子注射毒品时，如果合用没有消毒的针头，极易导致疾病的传播。

三是母婴垂直感染：胎儿和婴儿也会从携带艾滋病病毒的母亲那里获得感染。母亲在怀孕或哺乳时都可将病毒传染给婴儿或胎儿。

2．艾滋病的预防

虽然现代科技非常发达，但截至目前，仍然没有特效药物可以治疗艾滋病，杜绝患上艾滋病的最佳办法仍是预防。

一是预防性接触传播。

①勿与已感染艾滋病的人进行性交、肛交。

②勿与个人交往史不清楚、不了解者发生任何性行为。

③维持单一固定伴侣，性伴侣的人数愈多，感染机会愈大。

④正确使用保险套非常重要，但并非绝对保证，因为保险套仍可能破裂。乳胶制的保险套比较安全。艾滋病病毒较可能渗透通过天然皮保险套。最好不用滑润剂，因为有些滑润剂可增加保险套破裂的风险。亲吻不会传染艾滋病。口交传染机会较小但仍有传染可能。

二是预防艾滋病血源性传播。

虽然一般的输血用血液及其制剂都经过艾滋病的筛检，因此应该很安全，但是有些人不知道自己是艾滋病毒带菌者而去献血，因为他们的血液可能正处于窗户期，无法用常规的抗体检查出是否感染艾滋病病毒，故仍有可能因为输血而感染。因此，不到必要时不要接受输血。但献血是绝对安全的行为，除非抽血针是重复再用的。要避免他人血液及体液溅及伤口或眼睛。溅溢的血和其他体液都要立即用市售含氯消毒剂洗净。

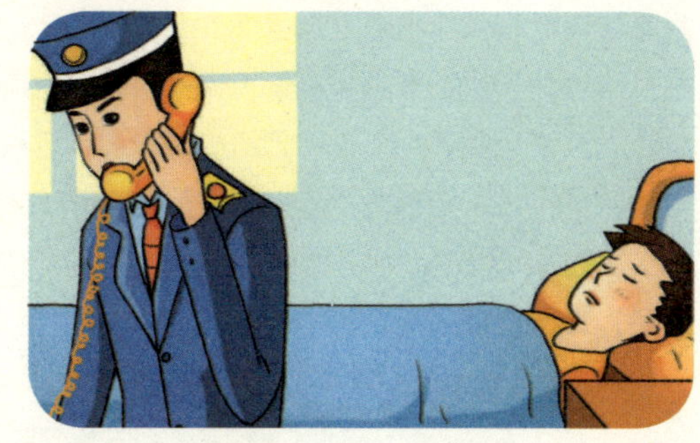

三是预防母婴垂直传染。

患艾滋病及感染艾滋病病毒的妇女应避免妊娠。一旦确认怀孕期间感染艾滋病，应及时与相关医疗部门联系进行母婴阻断，阻断率为95%～97%。

如何应对旅客发生食物中毒

列车上发生旅客集体性食物中毒后，列车长应立即按照客运规程对中毒旅客进行救治，同时向本单位值班室和前方站报告，向铁道部劳卫司报告，报告内容包括：日期、车次、时间、运行区段、中毒人数、危重人数及死亡人数，患者车厢分布、主要中毒表现、可疑中毒食品、采取的急救措施、现场控制措施等。由随车的红十字卫生员对患者进行诊治，使用列车红十字药箱内的非处方药品进行对症治疗，通过列车广播寻找专业医生，并做好下交病人的准备；停止列车食品生产经营活动，停止食用可疑中毒食品，保留所有食品及其原料、工具、设备、现场；封闭餐车后厨和食品仓库，禁止人员进入；及时收

健康小贴士

饮了空腹茶，疾病身上爬

集患者呕吐物、排泄物，剩余食品，使用密闭清洁容器存放，标识清楚（患者姓名、采集时间、是否用药、存放地点、收集人姓名等）；列车长、乘警开展调查工作，询问中毒患者，了解中毒经过，提取文字、影像资料，判定是否为投毒案件或恐怖事件。主动配合卫生部门调查，接受卫生人员询问，如实描述事件经过及处理情况，提供相关样品及文字、影像资料。

如何应对旅客突发死亡事件

旅客在列车上发生死亡后，列车长应立即向本单位值班室和前方站报告，并会同铁路公安人员跟死者有过接触的其他旅客调查事件经过，疏散同车厢的旅客，对列车采取通风措施。同时列车长按规定填写客运记录。到前方车站后将尸体和死者遗物进行下交。列车到达目的地后，由所在地铁路疾病预防控制所对列车进行消毒处理。

第五
部分

[用药知识]

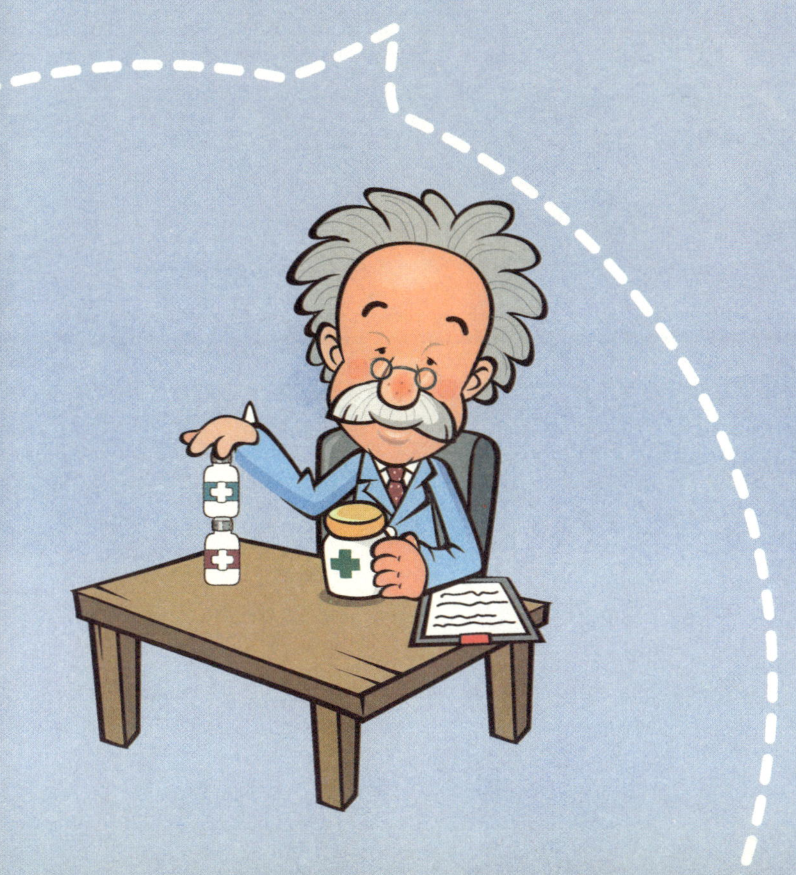

什么是药品

根据《中华人民共和国药品管理法》的规定，药品是能用来预防、治疗、诊断人的疾病，或者能有目的地调节人的生理功能的物质（如维生素类）。简单地说，有明确的适应症，有规定的用法用量的物质就是药品。我国现行法规把药品分类三类：中药（包括饮片、中成药）、化学药品（过去称为“西药”）、生物制品（如疫苗、白蛋白、球蛋白等）。

什么是处方药，什么是非处方药

处方药是必须凭医生处方才可调配、购买和使用的药品。处方药的适应症大都是一些复杂而严重的疾病，患者难以自我判断、自我药疗。例如，所有的注射剂和抗生素均属于处方药。在处方药的包装盒、药品外标签、药品说明书上，可以清晰地看到“凭医生处方销售、购买和使用”的忠告语。非处方药均来自处方药，它一般是经过长期应用、疗效肯定、服用方便、质量稳定、非医疗专业人员也能安全使用的药物。非处方药在美国被称为“可在柜台上买到的药品（Over The Counter，简称OTC）”，后成为全球通用的俗称。

怎样识别非处方药

1. 非处方药包装盒的右上角必须印有国家指定的非处方药专有标识——OTC。

2. 每一种非处方药都要将其相应的忠告语由生产企业醒目地印制在药品包装或药品使用说明书上。通用的忠告语为：“请仔细阅读药品使用说明书并按说明书使用或在药师指导下购买和使用”。

3. 非处方药又分甲类和乙类两种。甲类非处方药需在药师指导下购买使用。甲类非处方药的标识为红色；乙类非处方药的标识为绿色。

打针输液一定比吃药好吗

得了病是吃药好，还是打针好，是肌肉注射好，还是输液好，不能一概而论。不同给药方式各有其优缺点，医生会根据病种、病情和所用药物的种类来决定。

打针输液的优点在于用药剂量准确，吸收迅速，见效快，可以避免胃肠道消化液对药物成分的破坏。对一些病情危急、严重呕吐等不能口服药物的患者，或某些不适于口服的药物，都应该采用打针输液的方法。但是，打针输液也有很多缺点，特别是静脉注射，由于将药物直接输入血液，越过了人体的天然防护屏障，容易引起诸多副作用。

口服用药比注射给药简便安全，易于被患者接受。有人认为吃药起效要比注射慢，其实也不尽然，一般口服用药也能很快被吸收，大部分药物在服用后半小时就可以起作用。但口服用药也有某些缺点，比如有些药物可以引起胃肠不适等症状。

打针输液和口服用药都是治疗疾病的有效手段，各有利弊，应该听从临床医生和药师的建议，根据病情的需要和药物的性质来选择给药方式。当前，医生在选择给药途径时一般会遵循国际公认的原则，即根据病情能口服的就不注射，可以皮下或肌肉注射的就不静脉注射或输液。这不仅是为了充分发挥药物的疗效，也是为了保证用药的安全性。

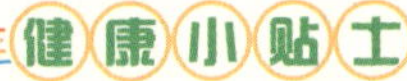

多吃咸盐，少活十年

仔细看药品说明书

药品说明书是由国家食品药品监督管理局审核批准的，具有法律效力。

药品说明书是提供药品信息的重要资料，是指导临床用药的主要依据。非处方药与处方药的药品说明书内容不同，在适应症、疗程、剂量上差别很大。不论使用非处方药还是处方药，都必须养成在购买和使用药品前仔细阅读和准确理解药品说明书的习惯，才能正确使用、保管药品，把好安全用药关。

药品说明书包含的内容

药品说明书通常包括以下内容：警示语、药品名称、成分、性状、适应症、规格、用法用量、不良反应、禁忌、注意事项、孕妇及乳期妇女用药、儿童用药、老年人用药、药物相互作用、药理毒理、贮藏等。其中，警示语、药品名称、适应症、用法用量、禁忌、注意事项、不良反应等，这些与患者用药有关的内容，在用药前都应该认真阅读。对其中不明白的内容，建议与医生、药师讨论。

仔细了解药品的适应症

适应症，中药称“功能与主治”，内容包括药品所能治疗的病症。购买非处方药的患者可以自我判断病情，也可在药师的帮助下对照药品适应症选择、使用药品。使用处方药的患者，用药之前也可以对照适应症栏目看看自己所患疾病是否与说明书上适应症中列出的疾病或症状相符合。如有疑问，应及时咨询医生或药师，以避免错误用药。

健康小贴士

丈夫有泪尽情弹，英雄流血也流泪

什么是药品的“剂型”与“规格”

了解药品的剂型与规格是为了确保按正确的方法和正确的剂量用药。

1. 药品剂型：为了治疗需要和使用方便，将药物的粉末、液体或半固体原料制成不同性状的形式，在药剂学上称为“剂型”，例如片剂、颗粒剂、胶囊剂、注射剂、软膏剂等。一种药物可以制成多种剂型，由于给药途径的不同可能产生不同的疗效。因此，我们应该根据不同的治疗目的选择适宜的剂型和给药方式。

2. 药品规格：药品规格是指以每片、每包或每支为单位的药物制剂内所含有效成分的量。药品规格与用药剂量密切相关。同一种药品可以有不同的规格，供不同疾病和不同年龄组的患者使用。所以，患者在使用前，必须看准药品的规格，根据用药的剂量计算出使用药品的数量。例如：某药每次应服用的剂量为100毫克，而该药品的规格为50毫克/片，这就需要每次服用2片，才能达到100毫克的用药剂量。有时候还需要把含量大的药片掰开服用，以符合所需用的剂量。

按次、按量用药

每日用药次数是由药物从人体排泄的快慢所决定的。排泄快的药物，每日给药次数就多；排泄慢的药物，每日给药次数就少。因此，有些药物每日给药3～4次，而有些药物每日给药1～2次。患者不要随意增加或减少给药次数，否则，会因给药次数过多导致药物在体内蓄积产生毒性反应，或因给药次数过少、药物用量不够而降低疗效。

药品说明书中标示的用量是通过试验得出的结果。剂量过小，没有明显治疗效果；剂量过大，会产生毒性反应。反以，一定要按照药品说明书中标示的剂量范围用药。

药物的相互作用

药物的相互作用是指两种或两种以上的药物合并使用时所发生的相互影响。根据对治疗的影响，药物相互作用大致分为有益的相互作用和有害的相互作用两种。有益的相互作用即药物合用以后增强了疗效，或减少了毒副反应的发生；有害的相互作用即药物合用以后降低了疗效，或增加毒副反应。有害的相互作用的发生概率一般会随着同时应用药物品种数的增加而增加。

我们了解了这方面的知识，在用药过程中要注意尽量避免多种药物合用，治疗同一种疾病的作用相同的药物尽量不同时使用；如因不同疾病需要同时服用多种药物时，应注意尽量错开服药时间（如早、晚；饭前、饭后），以免因药物相互作用而影响治疗。

药品的“慎用”和“禁忌”

1．慎用：一般在药品说明书的“注意事项”内，会有哪类人群慎用此药的提示。慎用是指该药品不一定不能使用，而应该在权衡利弊后谨慎使用，患者用药后应注意密切观察，一旦出现不良反应要立即停药。

2．禁忌：是指禁止使用。某些患者用该药品可能会发生明显的危害。说明书中列出的禁止使用该药品的人群、生理状态、疾病状况，伴随的其他治疗、合并用药等提示，均应严格遵守。

健康小贴士

宁可无肉，不可无豆

药品说明书和医嘱不一致时，以什么为准

药品说明书是指导医生正确处方、指导患者正确用药的重要资料，是经国家认定具有法律效力的。原则上，临床医生应按照药品说明书的规定使用药物，但有时候，你也会发现医生开出的医嘱可能有与药品说明书不一致的情况。

专家认为，“药品说明书之外的用法”在当前药物治疗中发挥着重要的作用，它的存在在一定程度上是合理的。药品的使用方法是在实践中不断发展的，而说明书不一定能非常及时地更新，因此不一定代表该药物目前的治疗信息。只要是医生通过临床实践、专业讨论或文献报道，证实了“药品说明书之外的用法”是合理的，我们就应该遵从医嘱。

其实，不论是按说明书，还是听医生的，作为患者，我们都应养成阅读说明书的习惯，当发现两者不一致的情况时，首先应向医生咨询。如果医生能够解释这是特殊的用法并表示对此负责，则可遵医嘱，因为医生是有法律义务对其医疗行为负责的。

掌握正确用药方法，正确服用口服药物

市场上每一种药品的用药方法都是为了发挥最佳疗效而研究确定的。如硝酸甘油片必须舌下含服，经舌下黏膜吸收，才能迅速发挥药效而缓解心绞痛，挽救生命；如口服则作用慢，药效降低，会错过最佳治疗时机，给冠心病患者带来不可挽回的严重后果。因此，患者必须掌握正确的用药方法，才能保证用药有效、合理、安全。

健康小贴士

暴饮暴食会生病，定时定量可安宁

目前，80%以上的药物是通过口服途径摄取的，包括片剂、胶囊剂、颗粒剂、糖浆剂、丸剂、口服液等。正确服用口服药物的方法是：

1. 洗净双手，倒一杯温开水；

2. 先喝一口水，润润喉咙和食管；

3. 把药含入口中，再抿一口水，像平时咽东西一样把药咽下，紧接着多喝几口水；

4. 服药后不要马上躺下，最好站立或走动一分钟，以便药物完全进入胃里。

了解抗生素

细菌是一生命体，在奇妙的世界里，有些细菌情投意合、和睦相处，我们称之为共生菌；有些细菌冤家路窄、战争不断，我们称之为抗生菌。于是，科学家在某些抗生菌的代谢物中找到了具有抑杀细菌作用的化学物质，并把这种物质称为抗生素，用其对抗侵犯人体的致病菌。

抗生素是能够干扰细菌正常生活过程的一类物质，它可以抑制细菌的生长或杀死细菌。

抗生素分天然品和人工合成品，前者由微生物产生，后者是对天然抗生素进行结构改造获得的合成或半合成化合物。

抗菌药物的不良反应

抗菌药物在治疗感染性疾病中有着举足轻重的地位，但不合理的使用也会给我们带来极大的危害，增加药物不良反应的发生。如氨基糖苷类抗生素（庆大霉素、卡那霉素等）有明显的耳毒性，据统计，在北京、上海、重庆等地的聋哑学校中，70%的儿童均为氨基糖苷类抗生素致聋；再如氯霉素可以对血液系统造成损害，引发不可逆的再生障碍性贫血；又如我国在20世纪60年代四环素药物广泛应用，造成儿童牙齿黄染，这是由于药物与钙络合沉积在牙齿和骨骼中，使牙齿黄染并影响骨骼发育，所以现在规定儿童牙发育期（8岁以下），禁用四环素类药物；还有的抗菌药物在抑杀致病菌的同时，会对在人体寄生的其他微生物起抑制作用，一些对所用药物不敏感的细菌乘机滋长，造成人体菌群失调，严重时会发生二重感染，常见的有林可霉素、克林霉素以及四环素类。常见抗菌药物引起的不良反应还有肝脏损害、肾脏损害、消化道反应、过敏反应等。

特别要注意的是，外用抗菌药物如果使用不当也会引发不良反应。

怎样正确使用抗菌药物

安全合理使用抗菌药物十分重要，一定要在医生的指导下，严格按医嘱用药。

1. 必须按时、按量服用。因为抗菌药物在体内达到稳定浓度才能杀菌、抑菌，不规则的服药不仅达不到治疗效果，还会给细菌带来喘息和繁殖的机会。

2. 一定要按照处方规定的疗程服用。因为抗菌药物完全杀灭或抑制细菌需要一定的时间，如果没有按疗程服完，易导致细菌产生耐药性，疾病难以治愈。

健康小贴士

每餐留一口，活到九十九

3．每种抗菌药物都是针对某种或数种细菌有效，医生开处方也会考虑到患者的个体情况，比如过敏、肝肾功能等问题，因此，不要服用别人的抗菌药物，也不要把剩余的抗菌药物留作下次用。

使用抗菌药物可能遇到的问题

1．抗菌药物可以治疗感冒或流感吗？

感冒和流感是由病毒引起的，而病毒引起的感染应用抗菌药物是无效的。抗菌药物仅能用于细菌引起的感染。

2．腹泻时为什么不能随便用抗菌药物治疗？

腹泻未必全是细菌感染所致，如腹部受凉、食物过敏、病毒感染、药物引起的胃肠道不良反应等也会引起腹泻。因此，腹泻不能随便使用抗菌药物治疗。

3．为使疾病早日痊愈，同时使用好几种抗菌药物，这样做对吗？

应当尽量避免同时应用几种抗菌药物，因为不少抗菌药物的作用能互相对抗，使药效降低，并且可能产生耐药菌株和不良反应，给人体带来危害。

4．抗菌药物可以预防细菌性感染吗？

抗菌药物只能用于治疗对其敏感的细菌引起的感染，并不能起到防患于未然的作用。用抗菌药物预防感染，等于给细菌打“预防针”，诱导细菌的耐药性，对于以后的用药有百害而无一益。

5．症状减轻了，就可以自行停用抗菌药物吗？

尽管自己觉得病好多了，仍需要按照医生的处方继续服用抗菌药。如果没有按照处方规定的疗程服用，有些致病菌可能未被杀死，可能会再次致病。而且，细菌仍存活并且产生耐药性，感染可能更加难以治愈。

6．只要按剂量服用，全天任何时候服药都可以吗？

如果没有按时服用，抗菌药就不能很好地发挥作用。因为抗菌药进入人体发挥作用需要一定的时间，必须严格按照医生的处方说明按时服药。不规律地服用抗菌药会使细菌得以喘息和繁殖，带来抗菌药耐药的问题。

7. 可以保留吃剩的抗菌药物下次生病时服用吗？

不应该保留吃剩的抗菌药，不管是别人还是自己吃剩下的。每种抗菌药都是有针对性地对某些细菌有效，千万不要用剩下的抗菌药治疗其他疾病（无论别人的还是自己剩下的）。每次应该把取到的抗菌药用完，除非医生另有医嘱要求你停药。

8. 我已对抗菌药耐药了吗？

确切地说，是细菌对抗菌药产生耐药性，而不是人。当细菌对抗菌药耐药后，抗菌药不能有效抑制或杀死细菌。有人认为他们不会对抗菌药耐药，因为他们只服自己的抗菌药或者从不服用抗菌药。这是一种理解上的错误，因为任何人都可能感染耐药菌。

了解维生素

维生素（Vitamin）又名维他命，是维持人体生命活动必需的一类有机物质，也是保持人体健康的重要活性物质。大多数维生素在人体不能自行合成，必须从食物中获取。

维生素可分为脂溶性和水溶性两大类。

脂溶性维生素包括维生素A、D、E、K，水溶性维生素包括维生素C、B族（B_1、B_2、B_6、B_{12}）、叶酸等。

健康小贴士

吃得慌，咽得忙，伤了胃口害了肠

怎样正确使用维生素

维生素制剂主要应用于维生素缺乏症及特殊需要者，也可作为某些疾病的辅助用药，但绝不能把维生素视为营养品而滥用，应用时需注意：

1. 长期服用某种药物时，应考虑到该药物是否会影响某种维生素的吸收，如出现了维生素缺乏症，应及时补充相应的维生素。

2. 如果是有目的地使用维生素辅助治疗某种疾病，最好服用单一的维生素制剂，不要仅依靠多种维生素制剂，因为这些制剂中虽然维生素种类很多，但含量较低，往往达不到治疗剂量，因此“少而精”为佳。

3. 维生素与许多药物也存在相互作用的问题，有可能相互影响吸收或疗效。最好的解决办法就是把日常服用的药物与维生素间隔一段时间服用。

4. 长期大量服用维生素要注意观察有无药物不良反应发生，如有不适症状出现，应判断是否为维生素的副作用。

第六部分

[饮食宜忌]

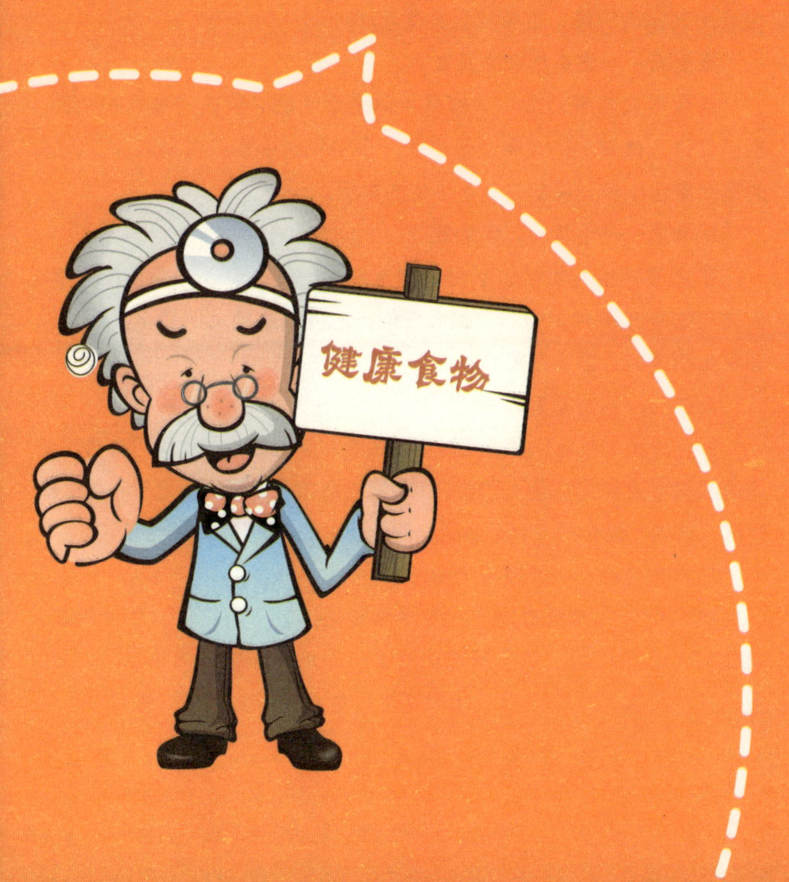

人体必需的营养素

健康的继续是营养，营养的继续是生命。不论男女老幼，皆为生而食，为了延续生命，必须摄取有益于身体健康的食物。现代医学研究表明，人体所需的营养素不下百种，其中一些可由自身生成，但无法自身生成必须由外界摄取的约有40余种，这些物质大致可分为7类。

水——生命的甘露

水是维持人体正常生理活动的重要物质。成人体液总量约占体重的70%左右，也就是说，体重中的70%是由水分和溶解在水分中的电解质、低分子化合物和蛋白质所组成的。当机体丢失水分达到15%～20%的时候，生命就会出现危险。

维生素——维系生命的元素

维生素又名维他命，是维持人体生命活动必需的一类有机物质，也是保持人体健康的重要活性物质。食物中维生素的含量较少，人体的需要量也不多，但却是必不可少的物质。

矿物质——小物质，大功效

矿物质又称无机盐。矿物质和维生素一样，是人体必须的元素。人体内约有50多种矿物质，虽然它们占人体体重的比例微乎其微，但却是生物体的必需组成部分。

脂肪——高能量营养素

脂肪分为中性脂肪和类脂两类。由脂肪酸构成。脂肪酸可分为饱和脂肪酸和不饱和脂肪酸，有的不饱和脂肪酸如亚油酸、亚麻酸和花生四烯酸在体内不能合成，必须由摄入的食物供给，又称为必需脂肪酸。

碳水化合物——最廉价的能源

碳水化合物即糖类物质，因其含有碳、氢、氧三种元素，而氢、氧比例又和水相同，故名碳水化合物。碳水化合物分为单糖、双糖、多糖三类。碳水化合物在人体内主要以糖原的形式存储，量较少，仅

健康小贴士

宁可锅中存放，不让肚子饱胀

占人体体重的2%左右。

蛋白质——身体的建筑师

蛋白质是一切生命的物质基础，人体的17%左右为蛋白质，是除了水分以外，占身体比重最多、最重要的物质。体内蛋白质缺乏会影响身体的健康，只有蛋白质代谢平衡了，其他营养元素的摄入吸收才能有效。可以说，蛋白质既是所有生命的物质基础，也是营养保健的根本所在。

膳食纤维——迟到的营养素

许多年轻妈妈一看到芹菜上的“筋”、蒜苗中的“丝”，就要仔细地去掉，生怕卡住孩子的嗓子，或是怕吃进肚里不好消化。其实，这些妈妈是把食物中的膳食纤维误认为“渣滓”、“废物”了，她们不知道膳食纤维是人体重要的营养素，对健康的帮助太大了。

食物搭配的原则

食物搭配是实现膳食结构合理、保证营养平衡的重要环节，也是实现膳食多样化、合理化的必要措施。人类自有饮食以来，就伴随着食物的搭配，食物搭配是人们日常生活中不可回避的问题。食物搭配是合理利用食物、提高膳食营养价值和饮食质量、增进人体健康的重要措施。

利用食物的相互作用进行搭配

不同食物之间会有不同的相互作用方式，有些食物搭配在一起会使营养价值得到提升，我们称为相宜食物；而有些食物搭配在一起会产生不利于人体健康的物质，故名相克食物。食物之间的相互作用可产生互补效应、强化效应和相异相配效应3种效应。

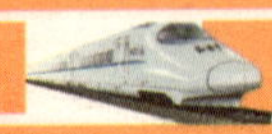

膳食要粗细搭配

据调查，我国约40%的居民不吃杂粮，16%的居民不吃薯类。专家们一致呼吁，鉴于当前饮食日趋精细化的发展趋势，膳食应特别强调“粗细搭配”，建议每天最好能吃50克以上的粗粮。

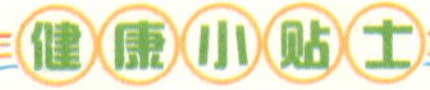

常吃素，好养肚

最佳的营养饮食模式

饮食模式是指人们日常饮食生活习惯及各种食物摄入量的比例搭配。最佳的营养饮食模式是指膳食中所含的营养素种类齐全、数量充足、比例恰当，与人体的生理需要相一致。最佳的营养饮食模式能满足人体的各种生理需要，使人体机能处于最佳状态，故能较好地预防多种疾病的发生，是人体最合理的膳食模式。

- 多吃蔬菜、水果
- 常吃适量鱼、禽、蛋、瘦肉
- 常吃奶类、豆类和豆制品
- 食量与活动量要平衡
- 吃清淡少盐的膳食
- 饮酒应限量
- 吃清洁卫生、不变质的食物

生食食物的宜忌

宜生食的食物

生吃食物时一定要注意卫生。尤其是蔬菜水果类，一定要洗净去除表面残留农药，有些外表鲜艳的水果要去皮。

蔬菜类：例如番茄、卷心菜、黄瓜、萝卜、芹菜、洋葱、青椒等，这些蔬菜中含有大量维生素C和许多抗氧化物质，如果经过高温烹调，会大量地丢失。这类蔬菜的正确吃法应该是凉拌或者榨汁食用，即使要煮熟再吃也要尽量缩短烹调时间，并且要煮熟后马上食用，这样也能相应地减少维生素的丢失。除此之外，高丽菜、芦笋、白菜、甘蓝、大头菜、空心菜、生菜、油麦菜、菜心、苋菜、苦菊、豌豆苗等也都适宜生吃。

海藻类：海藻类食物是碱性食物的代表，像海苔、紫菜等就是能生吃的海藻，而且吃时还可加上各种调味料如醋等，滋味更好。

坚果类：坚果富含蛋白质、天然油脂等，如核桃、腰果、南瓜子、葵花子等，但坚果类食品宜生食不宜油炸。

忌生食的食物

生活中许多食物生吃可以吸收更多营养，然而，有些食物生吃会产生对人体有害的物质，而且还有一些食物必须煮熟之后其营养成分才能被人体吸收。以下几种食物切忌生吃。

鲜黄花菜：鲜黄花菜中含有秋水仙碱，进入人体后形成氧化二秋水仙碱，剧毒，食用3～20毫克就可致死。所以切忌生食。

新鲜木耳：新鲜木耳含有卟啉类光感物质，生吃新鲜木耳后，可引起日光性皮炎，严重者会出现皮肤瘙痒、水肿和疼痛。

胡萝卜：胡萝卜的营养价值颇大，其中胡萝卜素的含量在蔬菜中名列前茅。但胡萝卜素属于脂溶性物质。只有溶解在油脂中时，才能在人体肝、肠壁中胡萝卜素酶的作用下，转变成维生素A，为人体所

健康小贴士

吃米带点糠，营养又健康

吸收。如生食胡萝卜，就会有90%的胡萝卜素成为人体的“过客”而被排泄掉，起不到营养作用，所以胡萝卜不宜生吃。

忌多食与不宜空腹食用的食物

忌多食的食物

研究发现，在人们常吃的食品中，包括某些我们认为“多吃无害”的食品，可能隐藏着对健康不利的因素，不可多吃。

忌多食的食物包括杨梅、李子、龙眼、荔枝、油条、菠菜、鸡蛋、臭豆腐、咸鱼、烤羊肉串、松花蛋、猪肝、爆米花、葵花子、味精和鸡精、竹笋等。

不宜空腹吃的食物

常言道：“饥不择食。”人在饥饿的时候看见吃的东西就想往嘴里放，可是，有些食物在空腹的时候吃下去，会给你的健康带来麻烦。

不宜空腹吃的食物有大蒜、冷饮、糖、酸奶、牛奶、豆浆、酒、山楂、香蕉、西红柿、柿子、橘子、茶、白薯、黑枣、维生素、菠萝、鲜荔枝等。

健康小贴士

三天不吃青，两眼冒金星

食后易中毒的食物与致癌、防癌食物

食后易中毒的食物

海螺后半截、金针菜、白木耳、鲜蚕豆、未煮透的豆浆、鲜扁豆、发芽土豆、霉变甘蔗、过老的茄子、毛鸡蛋、腐烂的白菜、鸡鸭鹅头与鱼头。

健康小贴士

吃面多喝汤，免得开药方

容易致癌的食物

如长期食用如下食品有可能致癌：烫的食物、腌制品、熏制品、烧烤食物、油炸食品、霉变食物、高胆固醇食物、高动物蛋白质食物、低纤维素食物、罐头类食品、不开的水或反复烧开的水等。因为这些东西都能把人体内的癌基因激活。专家提出，这些致癌食物少量多次吃比一次大量吃的危险更大。所以，为了身体的健康，我们应该少吃或不吃容易致癌的食物，多吃防癌的食物，同时多吃蔬菜水果等以获得丰富的维生素C。

防癌的食物

癌症现已成为威胁人类健康的最大杀手。预防癌症，大家可以从每天的饮食入手，多摄取洋葱类食物、十字花科蔬菜、坚果和种子、玉米、大豆、柑橘、苹果、西红柿、胡萝卜、莴苣等食物，从中摄取对防癌有益的营养物质。

高血压病患者饮食宜忌

高血压患者宜食食物

高血压患者的饮食宜忌，可以说与药物治疗同等重要。其饮食宜忌的原则是：宜吃植物油，适量进食蛋白质食品；适宜低盐饮食；宜适量饮茶和少量饮用葡萄酒。总之，以低热量、低脂肪、低胆固醇、低盐饮食为妥，保持清淡饮食为宜，尤其适宜多吃新鲜蔬菜、瓜果和具有一定降低血压作用的疗效食品。以下这些食物都适宜高血压患者食用：苹果、山楂、柿子、梨子、香蕉、葡萄、西瓜、莲子心、荸荠、花生、大蒜、西红柿、芹菜、茄子、萝卜、茭白、洋葱、蕹菜、菊花脑、茼蒿、菠菜、青芦笋、黄瓜、海带、紫菜、海蜇、海藻、裙带菜、香蕈、金针菇、草菇。

高血压患者忌食食物

高血压患者，尤其要忌吃动物性脂肪和高胆固醇食物，忌吃动物油，忌食过咸食品、忌饮烈性白酒。高血压患者忌食食物包括牛髓、猪肝、狗肉、羊髓、肥猪肉、猪肾、鸡肉、鸭蛋、胡椒、醍醐、白酒、食盐、人参。

健康小贴士

饭前喝汤，胜过药方

神经衰弱者饮食宜忌

神经衰弱者宜食食物

中国传统医学认为，心藏神，主神明，为情志思维活动的中枢，神经衰弱属于心气不足、心脾两虚、心神失养所致。凡神经衰弱之人，宜多吃常食一些具有养心安神、调理心脾作用的滋补食品，忌食辛辣香燥的刺激性食物。以下这些食物都适宜神经衰弱者食用：小麦、糯米、西谷米、猪心、哈士蟆油、鹌鹑蛋、猪脑髓、牡蛎肉、龙眼肉、葡萄、胡桃、大枣、莲子、桑葚、百合、芝麻、银耳、蜂乳、枸杞子、人参、灵芝、酸枣仁。

神经衰弱者不宜多食的食物

神经衰弱是当今社会的常见病，多发于脑力劳动者，主要症状是精神疲劳、神经过敏、失眠健忘等。神经衰弱者应忌食油腻生冷食物；忌食葱、姜、辣椒等辛辣刺激的食物及动物脂肪、肥肉等滋腻品；酸橙等水果中鞣酸较多，妨碍铁的吸收且刺激神经，不宜多吃；本症患者多身体虚弱而脾胃功能又差，不宜服过于滋腻或温热的补品，如：熟地、鹿茸等；不宜饮浓茶、咖啡、白酒等刺激性饮料。

感冒患者饮食宜忌

风寒感冒患者宜食食物

总的来说，感冒属于外邪侵犯，所以，原则上感冒初期宜吃清淡稀软的食物，忌吃油腻、黏滞、酸腥、滋补食品，以防闭门留寇，外邪反而不易驱出。风寒感冒者宜吃具有辛温发汗散寒之物。

风寒感冒患者不宜多食的食物

风寒感冒是风寒之邪外袭、肺气失宣所致。症状可见：恶寒重、发热轻、无汗、头痛身痛、鼻塞流清涕、咳嗽吐稀白痰、口不渴或渴喜热饮、苔薄白。忌吃柿子、螃蟹、鸡肉、柑、乌梅、芡实、银耳及生冷性凉食物。

风热感冒患者宜食食物

风热感冒是风热之邪犯表、肺气失和所致。症状表现为发热重、微恶风、头胀痛、有汗、咽喉红肿疼痛、咳嗽、痰粘或黄、鼻塞黄涕、口渴、舌尖边红、苔薄白微黄。风热感冒者宜吃红薯、金银花、荷叶、薄荷、白菊花、豆豉、菊花脑、橄榄及清凉疏风、清热利咽食物。

风热感冒患者不宜多食的食物

风热感冒一年四季均可发生，而以春季更为多见。多因气候突变，寒暖失调，风热之邪乘机侵入人体，卫阳郁遏，营卫失和，正邪相争。风热感冒者忌吃桂圆、大枣、樱桃、狗肉、羊肉、胡椒、花椒及辛辣性热食品。

健康小贴士

宁可食无肉，不可饭无汤

腹泻患者饮食宜忌

腹泻患者宜食食物

无论急性腹泻或是慢性腹泻，都应尽可能地查明病因，然后针对病因积极治疗。同时，注意饮食宜忌，分类型对症调理。寒湿（风寒）型泄泻者，宜吃温中散寒、祛风化湿的食品。湿热（暑温）型泄泻者，宜吃清热化湿或利湿之物。伤食型泄泻者，宜吃消食化积导滞食品或清淡之物。脾虚型泄泻者，宜吃补气健脾食物。阳虚型泄泻者，宜吃热性温暖食品。肝脾失调型泄泻者，宜吃疏肝健脾的食物。

腹泻患者不宜多食的食物

寒湿型泄泻者，忌吃生冷油腻、性寒黏糯之物。湿热型泄泻者，忌吃辛辣温燥，黏糯滋腻食品。伤食型泄泻者，忌吃荤腥油腻、辛热温燥食品。脾虚型泄泻者，忌吃生冷伤胃、耗气破气之品。阳虚型泄泻者，忌吃寒性生冷之物。肝脾失调型泄泻者，忌食荤腥油腻之品。

脂肪肝患者饮食宜忌

脂肪肝患者宜食食物

脂肪肝是一种可逆性疾病，如能及时发现，早期治疗是完全可以治愈的。发生脂肪肝最常见也是最重要的原因，是营养过剩，即脂肪和糖摄取过量。因此，治疗脂肪肝仍须由控制饮食入手，以减轻体重为原则，注意饮食营养的合理搭配，并兼顾适当的药膳食疗。宜食玉米、燕麦、蚕蛹、枸杞子、香菇、山楂、鸽肉、兔肉、海参、蛤蜊等。

脂肪肝患者不宜多食的食物

在脂肪肝的自疗自养中，一定要绝对禁酒；少用动物油，植物油，总量不超过每天20克；不吃动物内脏（即下水、下货）、鸡皮、肥肉及鱼籽、蟹黄；忌食煎炸食品；不吃巧克力；每天摄入的盐量以5～6克为限。

健康小贴士

早喝盐汤如参汤，晚喝盐汤如砒霜

更年期女性的饮食宜忌

更年期女性宜食的食物

女性到了更年期，由于月经变化很大，身体激素影响会出现代谢紊乱、贫血、骨质疏松、高血压等症状。因此，更年期女性更应该注意饮食养生、营养调节，以预防和调治更年期女性生理功能变化，保持老年阶段健康。宜食木耳、燕窝、百合、莲子、枸杞子、桑葚、甲鱼、鸭肉、淡菜、牡蛎肉、蚌肉、乌贼鱼、阿胶等。

更年期女性不宜多食的食物

更年期的女性在生理上会发生一些变化，出现心烦失眠、颜面潮红、月经不顺、记忆力下降等种种不适。为了更年期的身体健康，有些食物是忌食的，如高糖、高脂肪饭食，咖啡、茶及可乐饮料，辛辣、鱼腥等食物、热性食物，香料，烟、酒。

高温作业者的饮食宜忌

高温作业者的饮食要求

盛夏酷暑，高温条件下劳动、工作的人员，在饮食和营养方面应当多补充一些水分、食盐和水溶性维生素等。

高温作业者的饮食注意事项

在高温环境中，机体为散热必然要出汗，一般人在夏天每天可出汗1 000毫升左右，而高温条件下的工作者出汗比一般人高4～10倍。汗液中水分占99.2% ～99.7%。大量出汗，不仅丢失了体内大量水分，而且还丢失了大量的无机盐。据分析，每100毫升汗液中含氯化纳450～500毫克，若以一个工作日出汗5升计算，高温作业者每天约损失氯化纳22～25克，与此同时，钾、镁、钙、铁等无机盐也随着汗排出。若不及时补充水和无机盐，机体内的水盐代谢就会失调，从而导致肌肉痉挛或中暑。高温作业者不宜吃西瓜，且应多饮用加盐的清凉饮料。

低温作业者的饮食宜忌

低温作业者人员的饮食需求

在低温环境中，体热散失加速，基础代谢率增高，能量的消耗大大增多。另外，低温对人体内分泌的影响也是很明显的，如甲状腺素的分泌增加，使物质的氧化过程加速，机体的散热和产热的能力都明显增强。宜多补充蛋白质、维生素和矿物质。

低温作业人员的饮食方式

与高温的影响一样，低温同样对人体的正常生理功能有较大的影响。低温环境下的工作人员与普通环境下作业人员的生理状态存在着明显的差异，因此其营养的需求也有一定的特殊性。可选用高热能的食物，补充富含维生素的食物，多食蛋白质食物。

第七部分

[健康实例]

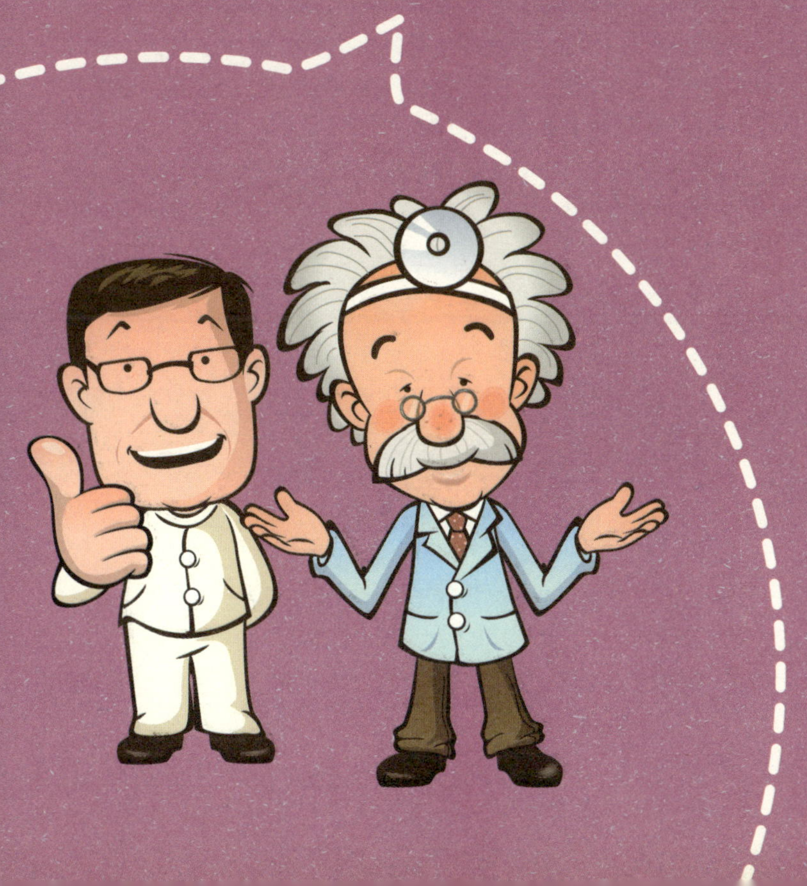

实例一：抑郁征可防可治

李某，男，36岁，某工务段职工，工作能力很强。最近两三年，经常觉得心情烦躁、情绪低落、失眠，白天劳累一天，夜晚也辗转难眠，注意力、记忆力减退，不愿和人交往，感到孤立无援，生活毫无意义，不时有轻生的念头。去医院检查，没有任何器质性病变，后经精神科医生诊断为抑郁征。

大家知道，心理问题人人都有，而心理疾病是心理问题长期得不到疏解的结果。心理问题可以自我化解，而心理疾病要找人帮忙。嫉妒、郁闷属心理问题，因嫉生恨、抑郁就属于心理疾病。

专家指出，抑郁征只是一种普通的疾病，就像感冒一样，每个人都可能得。得了抑郁征，根据病情需要，及时治疗、坚持服药；另外改善人际关系，增加社会交往，可使人在精神上得到快乐；同时还要取得家人、朋友、同事的精神支持。

出现烦恼的时候向朋友倾诉，可以缓解压力；适量运动，有益于克服抑郁征患者的孤独感。

健康小贴士

宁可无肉， 不可无豆

实例二：预防消化道疾病切忌空腹上班

王某，男，42岁，某车辆段职工，长期胃部不适，最近因上腹部烧灼痛反复发作，常发生于空腹及夜间，伴反酸、嗳气等症状，去医院检查，被诊断为消化性溃疡。调查发现，此人晚上爱熬夜，早上睡

健康小贴士

白水沏茶喝，能活一百多

懒觉，经常很晚才起床，然后慌张地去上班，到了单位常常泡杯浓茶，空腹饮茶，代替吃早饭。

胃酸分泌过多、幽门螺杆菌感染、药物因素、环境因素和精神因素等都和消化性溃疡的发生有关，因此预防消化性溃疡要注意就餐要定时，宜吃易消化富有营养的食物，不要暴饮暴食，切忌空腹上班和空腹就寝；起居要有规律，睡眠要充足，注意劳逸结合；树立乐观情绪，消除焦虑，不要长期处于紧张状态；戒除不良生活习惯，减少烟、酒、辛辣、咖啡等的刺激；加强身体锻炼，提高机体功能状态和免疫力。

实例三：爱护您的“腰”

邵某，女，46岁，某客运段职工。工作时间清洁车厢，在弯腰捡掉在地上的一个矿泉水瓶时，腰部突然疼痛难忍，闪了腰，当时就不能动了。去医院检查，诊断为腰肌劳损。

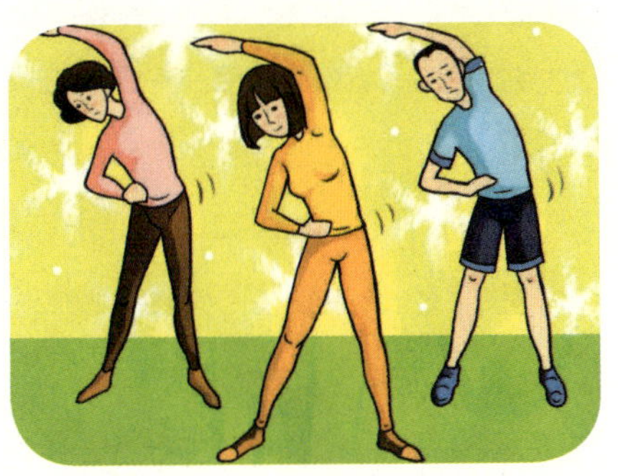

发生急性腰扭伤时，一定要到正规医院，在医师的指导下彻底治疗，如未经及时合理的治疗，就容易引起腰肌劳损。腰肌劳损重在预防。首先应当重视避免一些容易“闪腰”的动作，如弯腰持重物、多次反复弯腰等；其次，一旦腰扭伤，必须休息，以防脊柱不断活动干扰受损软组织的修复；此外，在日常生活和工作中要注意坐、立、行的姿势，一个姿势的保持时间不要过长；注意腰部的保暖，防止受凉；加强锻炼，节制饮食，防止身体过于肥胖，给腰部带来额外负担。

实例四：劝君莫闯生活中的“高压线”

黄某，男，50岁，某供电段职工，晚上在单位值班，早上起来方便，用蹲式厕所，解手完毕，起来时猛然摔倒，再也没有起来。经查死于脑血管破裂。原来，该职工患有高血压多年，医生多次告诫他应戒除烟酒，清淡饮食，适当运动，不要急躁，可此君把医生的话当做耳旁风，依然我行我素，抽烟、喝酒、打麻将一样都不能少；和朋友们在一起吃饭，总抱怨味道淡，非要服务员给自己的碟子里准备一些盐；平时想起来了就吃一粒降压药，想不起来就不吃；适逢值班的当晚喝浓茶，看武侠小说，给脆弱的血管增加了一剂兴奋剂，造成不可挽回的后果，令人扼腕。

引起高血压的诱因较多，不良的生活习惯和行为方式就是很重要的一个方面。戒除烟酒，清淡饮食，适当运动，平衡心理，远离牌桌，避免过激。患上高血压后，一定要坚持吃药，把血压控制在健康的范围之内。

健康小贴士

垃圾食品危害多，远离方能保健康

实例五：乙肝找上好兄弟

某工务段职工张某、王某是一对要好的朋友，在沿线站区工作，两人同用一套餐具，同用一个茶杯，同用一套洗漱用品。张某有一天患感冒去医院检查治疗，查血时查出患了乙肝，同事让王某也去查查，看看是否也被传染上了乙肝。结果未能幸免，张某和王某双双得上乙肝。

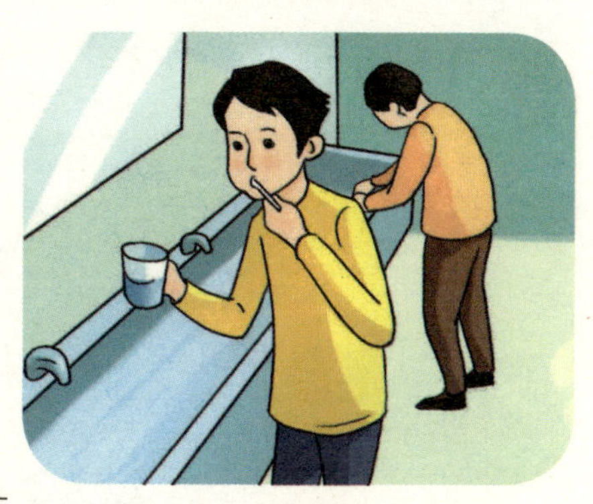

乙肝是由乙型肝炎病毒引起的，经血液传播的传染病。张某、王某共用碗筷、茶杯和洗漱用品，有可能是他们两个人其中的一个患上了乙肝，在平常的生活当中，通过溃烂的口腔黏膜或牙刷刷破的牙床而传染给了对方。所以，养成良好的卫生习惯，是杜绝疾病传染的最经济、最实用的办法。

实例六：被老婆误会的老赵

赵某，男，57岁，某车务段职工。就医时诉：最近老是想排尿，但很困难，有时尿中带血，而且性欲也有些增强，老婆骂我“老不正经”，询问是否得了性病？经检查，此君患上了前列腺肥大，医生建议尽快规范治疗。

前列腺肥大是一种中老年男性常见的疾病，但有趋于年轻化的现象，这与当今膳食结构的变化密切相关。人们过多地摄取高脂肪高热量食物，机体内脂肪含量就会增加，而脂肪增高又使内分泌激素发生了改变。所以，预防前列腺肥大应从青壮年开始。和谐性生活，不能纵欲过度，也不能绝对禁欲；保持清洁，男性的阴囊伸缩性大，分泌汗液较多，加之阴部通风差，容易藏污纳垢，局部细菌常会乘虚而入，坚持清洗会阴部是预防前列腺炎的一个重要环节；防止受寒，秋冬季节天气寒冷，因此应该注意防寒保暖，不要久坐在铁轨上、凉石头上；日常保健，饮食中少吃辛辣刺激性的食物，尽量少饮酒，多吃新鲜水果、蔬菜、粗粮及大豆制品，多食用蜂蜜以保持大便通畅，每天早晨应该空腹喝一杯温白开水，以预防便秘、稀释血液，对尿道产生机械冲洗的作用，不致使残尿浓缩形成结石，注意保持心情舒畅，积极参加有益于身心健康的体育活动。

健康小贴士

胡萝卜，小人参，经常吃，长精神

实例七：严把“病从口入关”

夏季，某养路领工区十余人，出现不同程度的呕吐、腹泻、腹痛等食物中毒症状，经检查发现，职工的食物中毒是由于在工区伙食团吃了凉拌四季豆引起。

因加工不慎，除了四季豆能引起食物中毒之外，发芽的马铃薯和青色番茄、鲜黄花菜、被农药污染的蔬菜等也可引起食物中毒。如何有效预防食物中毒？保持厨房环境和餐具的清洁卫生，生熟分开，避免交叉污染；严把食品质量关，切勿购买和食用腐败变质、发霉长毛、过期和来源不明的食品，切勿食用发芽马铃薯、野生蘑菇、河豚鱼等含有或可能含有有毒有害物质的原料加工制作的食品；蔬菜一定要清洗干净，加工食品要烧熟煮透，隔夜食品要冷藏保存，再食用时一定

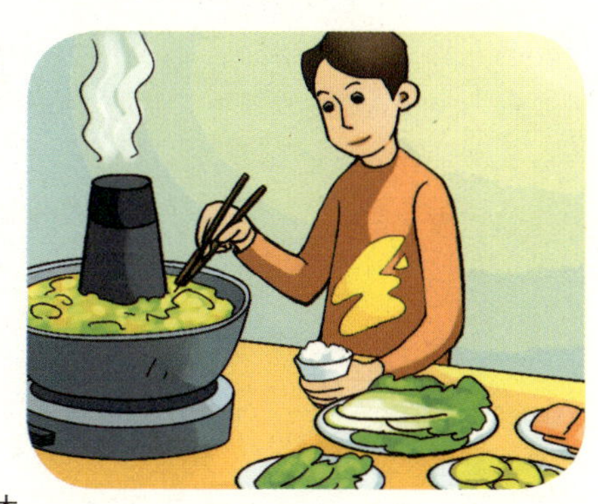

要加热，食品出现异味一定弃之不用；食品加工人员要经健康检查，合格后方可上岗，同时要保持良好的个人卫生习惯；职工要养成饭前便后洗手的习惯，彻底改变“不干不净，吃了没病”的陋习，严把“病从口入关”，提高自我保护意识，确保身体健康。

实例八：生死瞬间

王某，男，50岁，某局机关干部，有数年心绞痛史，医院诊断为冠心病。由于疲劳和工作压力大，于去年一傍晚突发心绞痛，胸口剧烈疼痛，憋闷，浑身无力。家属及时拨打120，由于其居住的小区地形复杂，家属只能下楼迎接120急救车的到来。而此时王某疼痛难忍，不顾心绞痛时禁止活动的注意事项，坚持由其邻居扶其下楼，结果等120急救人员到来时，就已昏迷，经检查为大面积心梗，后经抢救无效死亡。

张某，男性，48岁，某局客运段列车长。心绞痛史五年。在出乘期间突发心绞痛，胸口憋闷，难受，喘不上气来，面色疲惫，口服速效救心丸无效，遇到上级领导乘车时，欲去餐车进行接待，被笔者发现并及时制止，立即扶其在卧铺平卧，嘱其不要乱动、不要说话，并尽快找来硝酸甘油让其嚼碎在舌下含服，3分钟后即得到缓解。

同样是一种疾病，同样的性别，相仿的年纪，只因为在发作时“动”与“不动”的不同，便阴阳两隔，读来总会让人感到扼腕痛惜。

近年来，随着物质生活水平的提高以及生活压力的加大，中国乃至世界的冠心病发病率逐年上升。在心绞痛发作的时候，如果处理不得当，很容易诱发急性心肌梗死。急性心肌梗死是猝死的主要原因之一，许多患者在发病后几个小时内死亡。悲剧的发生除了此病凶险之外，另一个重要原因就是发病初期未及时救治或救治不当，如送病人去医院人背、车拖、一路颠簸，使病情更为恶化，真可谓好心办了件坏事。急性心肌梗死患者一旦发病，要进行正确的院前自我救治。自救方法主要有以下5点。

1. 平卧——立即扶病人平卧，不要多翻身，尽可能减少肢体活动，不要让病人多说话，一定要防止用力。

2. 服药——舌下立即含服速效救心丸或消心痛、硝酸甘油。

3. 通风——应尽快开窗通气，有条件的尽快吸氧。

4. 求救——拨打“120”急救电话，切忌让病人步行或坐公交车去医院。

5. 观察——在专业医护人员到来之前要密切观察病情变化，当发现病人呼吸微弱、意识不清、面色青紫时，必须立即在病人胸口偏左位置重击1～2下，然后作胸外心脏按压和口对口人工呼吸，直至医务人员到来。

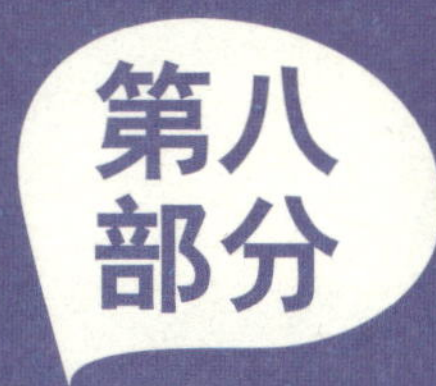

[自我测试]

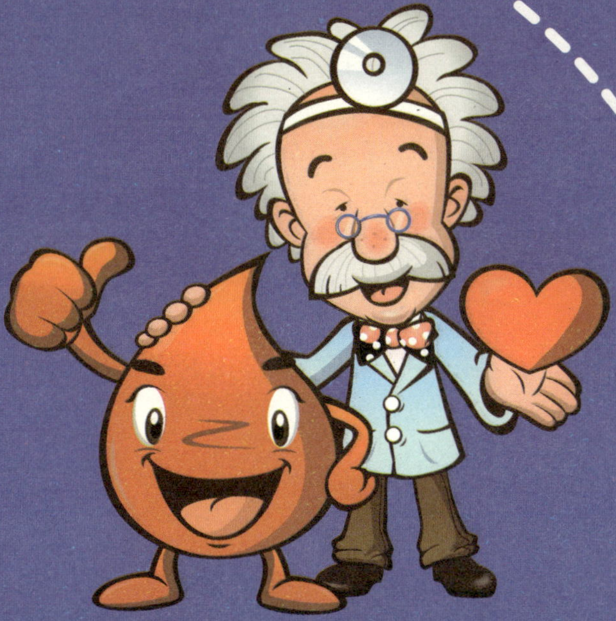

如何进行自我健康监测

按照以下10个项目进行自我健康监测，提早知道自己的身体是否健康。

体重。基本稳定，一个月内体重增减不超过4公斤，超过者为不正常。

体温。基本在37度左右，每日的体温变化不超过1度，超过1度为不正常。

脉搏。每分钟75次左右，一般不少于60次，不多于100次。

呼吸。正常成年人每分钟呼吸16～20次，呼吸次数与心脉跳动的比例为1∶4，每分钟呼吸少于10次或多于24次为不正常。

大便。基本定时，每日1～2次，若连续3天以上不大便或一天4次以上为不正常。

进食。每日进食量保持在1～1.5公斤左右，连续一周每日进食超过平常进食量的3倍或少于正常进食量的1/3为不正常。

小便。一昼夜的尿量在1 500毫升左右，连续3天24小时内尿量多于2 500毫升，或一天内尿量少于500毫升为不正常。

月经。成年女性月经周期在28天左右，超前推后15天以上为不正常。

生育。正常成年男女结婚后，夫妻生活在一起未避孕，3年内不育为不正常。

睡眠。每日能按时起居，睡眠6～8小时，不足4小时或每日超过15小时为不正常。

健康小贴士

刷牙用温水，牙齿笑咧嘴

自我测试户外劳动强度

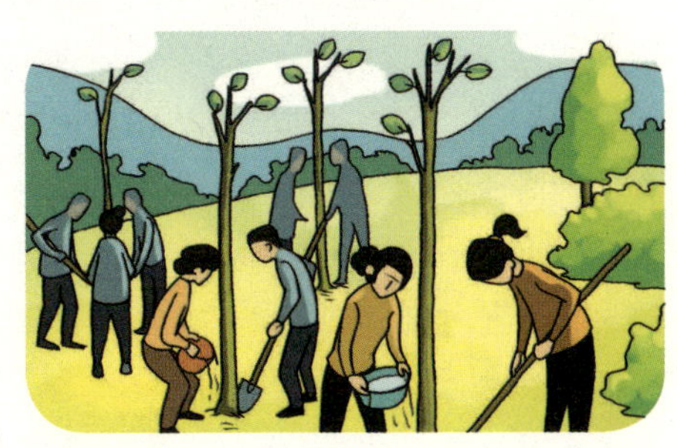

以一个40岁的健康人为例，通过有氧运动的几个指标作为判断户外劳动强度的尺度。

心率（脉搏）：180－年龄数＝最佳运动量心率。如果劳动时心率超过了140次/分，就表明耐力已经达到了极限。

呼吸：正常为20次/分。如果超过40次/分，表明耗氧量已达到高峰。

血压：正常为120/80毫米汞柱。超过140/90毫米汞柱也应看做极限。

如果同时伴有心跳气短、胸闷不适或头晕脑胀症状，就应该立即停下劳动，安静休息，或去看医生。

自我测试是否处于亚健康

职工可以通过自测来判断自己的身体是否处于亚健康。测试项目主要包括以下30项：

1. 精神紧张，焦虑不安；
2. 孤独自卑，忧郁苦闷；
3. 注意力分散，思考肤浅；
4. 容易激动，无事自烦；
5. 记忆减退，熟人忘名；
6. 兴趣变淡，欲望骤减；
7. 懒于交往，情绪低落；
8. 易感乏力，眼易疲倦；
9. 精力下降，动作迟缓；
10. 头昏脑胀，不易复原；
11. 久站头昏眼花目眩；
12. 肢体酥软，力不从心；

13. 体重减轻，体虚力弱； 14. 不易入眠，多梦易醒；
15. 晨不愿起，昼常打盹； 16. 局部麻木，手脚易冷；
17. 掌腋多汗，舌燥口干； 18. 自感低烧，夜有盗汗；
19. 腰酸背痛，此起彼伏； 20. 舌生白苔，口臭自生；
21. 口舌溃疡，反复发生； 22. 味觉不灵，食欲不振；
23. 发酸嗳气，消化不良； 24. 便稀便秘，腹部饱胀；
25. 易患感冒，唇起疱疹； 26. 鼻塞流涕，咽喉疼痛；
27. 憋气气急，呼吸紧迫； 28. 胸痛胸闷，心区压感；
29. 心悸心慌，心律不整； 30. 耳鸣耳背，易晕车船。

判断标准：排除疾病之后，有6项及以上者即可初步认定身体处于亚健康状态。

健康小贴士

指甲常剪，疾病不染

自我测试是否患有微笑型抑郁征

职工平时可以定期测试自己是否患上微笑型抑郁征。现介绍一套自我测试表，这套表是由美国著名心理专家David D. Burns博士设计的，采用打分的方式来判定。

打分规则

没有–0分，轻度–1分，

中度–2分，严重–3分。

1. 你是否一直感到伤心或悲哀？
2. 你是否感到前景渺茫？
3. 你是否觉得自己没有价值或是一个失败者？

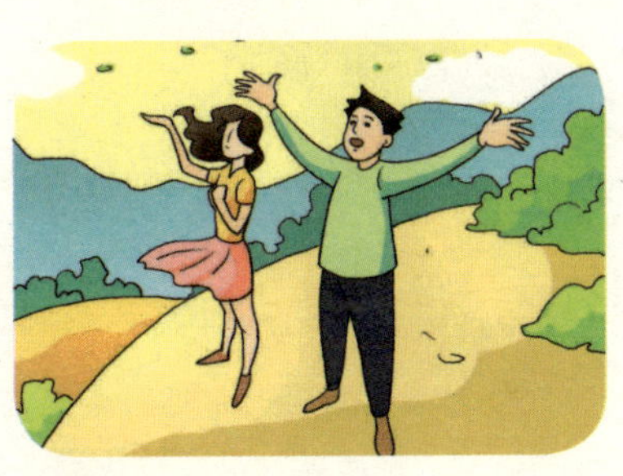

4．你是否觉得力不从心或自叹比不上别人？

5．你是否对任何事都自责？

6．你是否在做决定时犹豫不决？

7．这段时间你是否一直处于愤怒和不满状态？

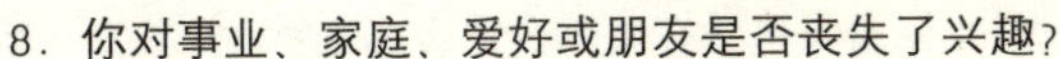

8．你对事业、家庭、爱好或朋友是否丧失了兴趣？

9．你是否感到一蹶不振，做事情毫无动力？

10．你是否以为自己已衰老或失去魅力？

11．你是否感到食欲不振或情不自禁地暴饮暴食？

12．你是否患有失眠症或整天感到体力不支，昏昏欲睡？

13．你是否丧失了对性的兴趣？

14．你是否经常担心自己的健康？

15．你是否认为生存没有价值或生不如死？

判定标准

①0～4分：没有抑郁征

②5～10分：偶尔有抑郁情绪

③11～20分：有轻度抑郁征

④21～30分：有中度抑郁征

⑤31～45分：有严重抑郁征并需要立即治疗

自我测试是否患有慢性疲劳综合征

职工可以通过自我测定来判断自己是否患上慢性疲劳综合征。

测定项目

1．时间：1项。持久或反复发作的疲劳持续在6个月以上，期间没

健康小贴士

欲得长生，肠中常清

有患导致疲劳的疾病。

2. 症状：11项。包括轻微发烧，头痛，肌肉疼痛，关节疼痛，咽喉疼痛，颈部或腋窝淋巴结疼痛，肌肉无力，轻度劳动后持续24小时以上的倦怠感，精神神经症状（如易怒、健忘、抑郁、注意力不集中、思维混乱、易烦躁、对强光敏感等），睡眠障碍和突然发生疲劳。

3. 体征：3项。包括低热（口表温度小于38℃，肛表温度小于38.6℃），咽部充血（无扁桃体炎症），颈部淋巴结一摸就痛。

判定标准：符合“1项时间+6项症状+2项体征”或者“8项症状”者即可判断患上慢性疲劳综合征。

自我测试是否处于“过劳死”边缘

要想防止“过劳死”，就必须了解身体发出的“过劳死”信号，及时了解自己是否处于“过劳死”边缘，那么在“过劳死”的27个危险信号中，你占几项呢？

1. 经常感到疲倦、忘性大。
2. 酒量突然下降，即使饮酒也不感到有滋味。
3. 突然觉得有衰老感。
4. 肩部和颈部发木发僵。
5. 因为疲劳和苦闷失眠。
6. 有一点小事也烦躁和生气。
7. 经常头痛和胸闷。
8. 发生高血压、糖尿病，心电图测试结果不正常。

9．体重突然变化大，出现“将军肚”。

10．几乎每天晚上聚餐饮酒。

11．一天喝5杯以上咖啡。

12．经常不吃早饭或吃饭时间不固定。

13．喜欢吃油炸食品。

14．一天吸烟30支以上。

15．晚上10时也不回家或者12时以后回家占一半以上。

16．上下班单程占2小时以上。

17．最近几年运动也不流汗。

18．自我感觉身体良好而不看病。

19．一天工作10小时以上。

20．星期天也上班。

21．经常出差，每周只在家住两三天。

22．夜班多，工作时间不规则。

23．最近有工作调动或工作变化。

24．升职或者工作量增多。

25．最近加班时间突然增加。

26．人际关系突然变坏。

27．最近工作失误或者与人发生不和。

判定标准。在上述27项中占有7项及以上，即为过度疲劳危险者；占10项及以上，可能在任何时候发生“过劳死”。此外，若在第1～9项中占2项及以上或者在第10～18项中占3项及以上者也要特别注意。

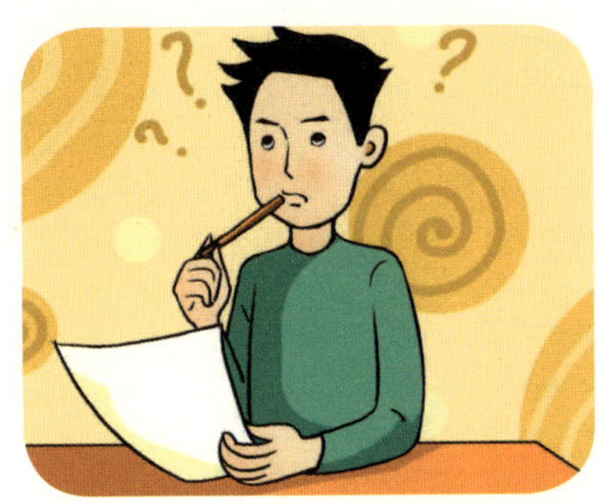

后 记

伴随着高铁时代的到来，置身于铁路现代化建设的“铁路大军”的健康问题，早已引起了各级领导的高度关注和关怀。铁道部先后投入大量的人力、物力和财力，在全路进行生活线、文化线、卫生保健线的“三线”建设，推出了惠及广大铁路职工的健康休养措施，这些无不体现了铁道部领导在促进铁路又好又快发展的同时，更加关心爱护职工的健康，让铁路改革发展成果惠及广大铁路职工。

《铁路职工健康读本》这本册子，是在铁道部关怀铁路职工健康“硬件”投入的基础上，又开发的一个健康“软件”，意在给大家开启一盏更加和谐的健康“绿灯”，愿大家像爱护机车、铁轨或信号灯那样，维护、保养和管理好自己的健康。希望广大铁路职工在阅读这本册子后，能够提高自我健康意识和自我防护能力，从而以更加健康的身心积极投身到和谐铁路建设之中去。

这本册子由八部分内容组成，分别是健康常识、体检指标、职业防护、应急处理、用药知识、饮食宜忌、健康实例、自我测试，力求全面地向铁路职工传递新的健康知识。这本册子还以插图的形式，配合小贴士穿插在各个章节之中，图文并茂，不拘一格，灵活多样，力求给大家传授更多的、容易接受的健康常识。

这本书在成书过程中，邀请了李谊、王振、王镝、刘流、刘军、闫玉艳、李建东、郭光欣、杨小丽、杨劼、杨友本、倪峥参与编写，刘焕友、刘鹏、曹书虹负责插图工作。闻卓对书稿进行了终审，中国铁道科学研究院和中国铁道出版社给予了鼎力相助。

在这里，对为本册子付出辛勤劳动的所有人员表示衷心的感谢。当然，由于健康知识领域科研成果及新理论、新观点的不断发展，编写者的涉猎范围所限，纰漏和不足之处在所难免,不妥之处敬请广大读者与同仁予以批评指正。

编者

2012年11月

图书在版编目（CIP）数据

铁路职工健康读本 /《铁路职工健康读本》编委会编著. —北京：中国铁道出版社，2012.11（2013.3 重印）
ISBN 978-7-113-12300-0

Ⅰ. ①铁… Ⅱ. ①铁… Ⅲ. ①铁路系统－职工－保健－普及读物②铁路系统－职工－劳动卫生－普及读物 Ⅳ. ① R161 ② R13

中国版本图书馆 CIP 数据核字 (2010) 第 239090 号

书　　名：铁路职工健康读本
作　　者：《铁路职工健康读本》编委会

责任编辑：罗桂英　郑媛媛　**电话：**010-51873027
封面设计：永诚天地
版式制作：永诚天地
责任校对：张玉华
责任印制：李　佳

出版发行：中国铁道出版社（100054，北京市西城区右安门西街8号）
网　　址：http://www.tdpress.com
印　　刷：北京精彩雅恒印刷有限公司
版　　次：2012年11月第1版　2013年3月第2次印刷
开　　本：889 mm × 1 194 mm　1/32　印张：5.5　字数：139千
书　　号：ISBN 978-7-113-12300-0
定　　价：28.00元